中国科学院教材建设专家委员会规划教材
全国高等院校实验教学示范中心实验教材

供基础、临床、口腔、护理、预防、中医、中西医、
药学、检验、法医、麻醉及影像等专业使用

医学生物学与细胞生物学实验

第2版

主　编　梁素华
副主编　许　勇　蔡晓明
编　委　（按编写顺序）
梁素华（川北医学院）　蔡晓明（川北医学院）
隆淑芬（成都中医药大学）　杨俊宝（川北医学院）
母　波（川北医学院）　许　勇（成都中医药大学）
宋桂芹（川北医学院）　杨春蕾（四川大学）
寻　慧（贵阳医学院）　李　亚（成都医学院）
陈　康（成都中医药大学）　陶宏凯（成都中医药大学）
申跃武（川北医学院）　曾　梅（川北医学院）

科学出版社
北　京

内 容 简 介

本书是"十一五"国家级规划教材《医学生物学》第七版和《医学细胞生物学》第六版的配套教材。全书共有22个实验内容,其中既有巩固和强化基础知识、基本理论及基本技能训练的实验,也有部分着重培养学生能力的综合性、探索性及创新性实验。

本书既可用于医学类各专业本科生的《医学生物学》和《医学细胞生物学》课程的实验教材,也可用于医学类相关专业研究生的《医学细胞生物学》课程的实验教材,还可作为从事相关领域研究的科技工作者的参考书。

图书在版编目(CIP)数据

医学生物学与细胞生物学实验/梁素华主编.—2版.—北京:科学出版社,2011.6

(中国科学院教材建设专家委员会规划教材·全国高等院校实验教学示范中心实验教材)

ISBN 978-7-03-031620-2

Ⅰ.医…　Ⅱ.梁…　Ⅲ.①医学:生物学-高等学校-教材 ②医学:细胞生物学-高等学校-教材　Ⅳ.①R318 ②R329.2

中国版本图书馆CIP数据核字(2011)第114408号

责任编辑:邹梦娜　李国红/责任校对:陈玉凤

责任印制:刘士平/封面设计:范璧合

科学出版社出版

北京东黄城根北街16号

邮政编码:100717

http://www.sciencep.com

北京市文林印务有限公司印刷

科学出版社发行　各地新华书店经销

*

2009年8月第　一　版　　开本:787×1092　1/16

2011年6月第　二　版　　印张:6 3/4　插页:1

2011年6月第三次印刷　　字数:154 000

印数:10 000—17 000

定价:19.80元

(如有印装质量问题,我社负责调换)

第 2 版前言

由四川省教学名师及省级精品课程负责人主编的《医学生物学与细胞生物学实验》一书于 2009 年出版发行,深受各用书院校师生的欢迎。为了进一步深化实验教学改革、提高教学质量、培养具有开拓创新精神的高素质医学人才,为了课程整合教学和 PBL 教学的需要,为了与新版的“十一五”国家级规划教材《医学生物学》和《医学细胞生物学》理论教材配套,同时满足研究生《医学细胞生物学》实验教学的需要,决定对第 1 版进行修订。

根据各用书院校所开设的实验内容的变化,对第 1 版的实验内容进行了调整。删除了第 1 版中的“细胞化学成分的检测”,增加了“核酸的检测”、“细胞核和线粒体的分离提取”。将第 1 版中的“人外周血淋巴细胞培养、染色体标本的制备、观察及核型分析”改为“人外周血淋巴细胞染色体标本的制备与观察”及“人体细胞染色体核型分析”两个实验。替换了第一版中部分不太理想的插图,第 2 版的文字更加精炼,语言表达更加流畅、通俗易懂。

参加《医学生物学与细胞生物学实验》第 2 版编写的院校有四川大学、成都中医药大学、贵阳医学院、成都医学院及川北医学院等院校,参编人员均是多年从事医学生物学和医学细胞生物学教学且具有丰富教学经验的教师。全书共有 22 个实验,其中既有巩固和强化基础知识、基本理论及基本技能训练的实验,也有部分着重培养学生能力的综合性、探索性及创新性实验。本书既可用于医学类各专业本科学生的《医学生物学》课程的实验教材,也可用于医学类相关专业本科生和研究生的《医学细胞生物学》课程的实验教材,还可作为从事相关领域研究的科技工作者的参考书。

虽然编者对本书的编写花了不少的时间和精力,但由于我们水平有限,错误和不足之处仍在所难免。希望使用本书的老师和同学们提出宝贵意见。

梁素华

2011 年 4 月

目　　录

实验规则

医学生物学与细胞生物学课程均由理论教学和实验教学两大部分组成。通过实验既可以印证和巩固课堂所学的理论知识,补充一些课堂理论讲授学不到的内容;也可通过基本技能和实际操作训练,培养医学生理论联系实际和实事求是的科学态度。通过一些探索性和创新性实验,可培养和启发医学生的创造性思维能力,对提高学生的科技素质具有极其重要的意义。为了保证实验课的学习效果,特订出以下规则,希望学生自觉遵守。

一、实验课前必须预习有关实验内容,要求对本次实验的目的、内容和主要操作过程有概略的了解。

二、听指导老师讲解后再进行实验,切勿任意移动示教标本,以保证实验室的秩序,避免损坏公物。

三、实验时应保持严肃、认真、安静,不得彼此谈笑,高声喧哗或随意离座在室内走动。凡已排定的座次、配备的显微镜、实验材料、标本及用具等,均不得随意调换或携出。

四、实验过程中要按实验指导的要求仔细操作,详细观察,认真作好实验报告,按时完成指定的作业。

五、要爱护公共财物,厉行节约,珍惜各种仪器设备、标本、药品和材料,如有损坏应立即向指导老师报告。根据损坏的原因,酌情处理。

六、实验完毕后,应将实验用具洗净放回原处;打扫实验室清洁,保持实验室整洁;关好水电及门窗等。

七、遵守请假制度,不得无故缺课、迟到或早退。

(梁素华)

实验一　显微镜的构造及使用方法

实 验 目 的

1. 掌握显微镜的主要结构和功能。
2. 熟悉显微镜的正确使用方法。
3. 了解显微镜的维护方法。

实 验 用 品

一、器材

普通光学显微镜、光学显微镜构造图、擦镜纸。

二、材料

家兔肌肉、肝脏和肾脏切片。

显微镜的类型

一、光学显微镜

(一)普通光学显微镜

普通光学显微镜(ordinary light microscope，OLM)是应用最为广泛的显微镜，放大倍数为1000～1500倍。常用于观察细胞的一般形态结构，可看到细胞核、核仁、细胞膜、线粒体、中心体、高尔基复合体及染色体等结构。

(二) 倒置显微镜

倒置显微镜(inverted microscope)的物镜位于标本的下方，光源位于标本的上方。该种显微镜主要用于观察培养细胞等活体标本。

(三) 暗视野显微镜

暗视野显微镜(dark field microscope)的特点是使用中央遮光板或暗视野集光器，使光线通过集光器透镜边缘，倾斜地照射在标本上，经标本的反射或散射后，再射入物镜内，因此整个视野是暗的，所观察到的是被检物体的衍射光图像。暗视野显微镜一般用于观察微小生物的运动、活细胞的结构及细胞内微粒的运动等。

（四）荧光显微镜

荧光显微镜（fluorescence microscope）是在普通光学显微镜上加荧光光源、激发滤片、双色束分离器和阻断滤片等组成。荧光光源一般采用超高压汞灯（50～200W），经过激发滤片系统发出一定波长的激发光（如紫外光或紫蓝光），激发标本内的荧光物质发射出各种不同颜色的荧光，再通过物镜、目镜的放大进行观察。荧光显微镜主要用于研究细胞的结构、功能及化学成分等。

（五）相差显微镜

相差显微镜（phase contrast microscope）的主要结构特点是在光学系统中有一套特殊装置（如环状光圈和带相板的物镜等），能改变直射光或衍射光的相位；并利用光的衍射和干涉现象，把相差变成振幅差（明暗差），增强反差，以利于观察活体标本或未染色的标本。

（六）共焦点激光扫描显微镜

共焦点激光扫描显微镜（confocal laser scanning microscope，CLSM）的特点是物镜和聚光镜同时聚焦到一个小点，即共聚焦。其优点是实现了点照明，保证只使来自聚焦点的光成像，再加上图像信息的计算机三维重建处理，使观察的标本图像更加清晰。共焦点激光扫描显微镜可用于观察活体胚胎，大脑皮层内微循环，细胞内的网络结构如内膜系统、细胞骨架及原位染色体等。

（七）电视显微镜

电视显微镜（video microscope）又叫智能显微镜，它是将普通光学显微镜与彩色高分辨摄像头、高保真录像机及彩色监视器结合制成，使观察效果得到很大的提高并能有效记录。如配上彩色高分辨数码相机、高清晰度彩色打印机，就可在观察标本的同时得到高清晰度图片。

二、电子显微镜

1932 年，德国科学家 Max Knolls 和 Emst Ruska 发明了电子显微镜（electron microscope）。1939 年，西门子公司制造出分辨率达 30 埃的世界上最早的实用电子显微镜。电子显微镜的发明和应用，使细胞生物学的研究由显微水平跃进到亚微水平，巨大地推动了细胞生物学的发展。

（一）透射电子显微镜

透射电子显微镜（transmission electron microscope，TEM）是由电子枪发射的高速电子束，经高压加速和聚光透镜的聚焦，然后穿过样品，再经过多级电磁透镜（物镜、中间镜、投影镜）的放大，最后将高度放大的图像显示在荧光屏上或记录在照相装置中。用于透射电子显微镜观察的样品，必须做成超薄切片，一般厚度为 30～60nm。

（二）扫描电子显微镜

扫描电子显微镜（scanning electron microscope，SEM）是利用由电子枪发射出并经过加速、聚集形成的一束很细小的电子束，在样品表面扫描，电子束中的电子与样品中的原子作用可产生二次电子。二次电子信号的大小依样品表面的外形而异，因而利用反射回来的二次电子信号，经收集放大，在荧光屏上显示出样品表面高度放大的立体图像。

用于扫描电子显微镜观察的样品制备较简单，不必做成超薄切片。

（三）扫描隧道电子显微镜

1981 年，由 IBM 苏黎世实验室的 Bining 等人发明了放大倍数可达 3 亿倍的扫描隧道电子显微镜（scanning tunneling electron microscope，STM）。STM 是根据量子隧道效应而设计，可在原子水平上显示物体的表面结构。其分辨力在常温常压下可达纳米以下，高于透射电子显微镜。用扫描隧道电子显微镜可直接观察 DNA 和蛋白质的表面形态，也可对生物膜进行分析。

（四）超高压电子显微镜

超高压电子显微镜（ultra-high voltage electron microscope，UEM）是我国最大型的透射电子显微镜，它主要用于观测生物样品、矿物、器件透射电子显微像及电子衍射图，对样品微观结构、组织特征鉴定以及缺陷研究等进行定性定量分析。可对样品在加热、拉伸、电子辐照等条件下微观组织的变化过程进行动态观测。与普通电子显微镜相比较，它可以进行微观过程的动态实验观察、辐照效应研究、厚试样和粗大析出物的观察分析以及半导体微器件结构研究。

（五）扫描透射电子显微镜

扫描透射电子显微镜（scanning-transmission electron microscopy，STEM）既具有透射电子显微镜又有扫描电子显微镜功能的显微镜。STEM 像 SEM 一样，能用电子束在样品的表面扫描，但又像 TEM，可通过电子穿透样品成像。STEM 能够获得 TEM 所不能获得的一些关于样品的特殊信息。其优点是：①利用 STEM 可以观察厚试样和低衬度试样。②利用扫描透射模式对物镜的强激励，可以实现微区衍射。③利用后接能量分析器可以分别收集和处理弹性散射和非弹性散射电子。但 STEM 技术要求较高，要非常高的真空度，并且电子学系统比 TEM 和 SEM 都复杂。

（六）分析电子显微镜

分析电子显微镜（analytical electron microscope，AEM）是由透射电子显微镜、扫描电子显微镜和电子探针组合而成的多功能的新型电子显微镜。可在观察样本形貌的同时了解微小区域内所含元素的种类及其含量，在细胞超微结构水平上对其内部的化学元素成分进行定位、定性以及定量分析。

普通光学显微镜的结构和功能

在基础医学和临床医学教学、科研及临床工作中使用的普通光学显微镜有直立式和倾斜式（图 1-1）两类，均由机械部分、照明部分及光学部分组成。

一、机械部分

（一）镜座

镜座位于显微镜的最下方，是显微镜的基座，起支持和稳定镜体的作用。

（二）镜柱

镜柱是与镜座和镜臂相连的垂直结构，其上装有调焦器。

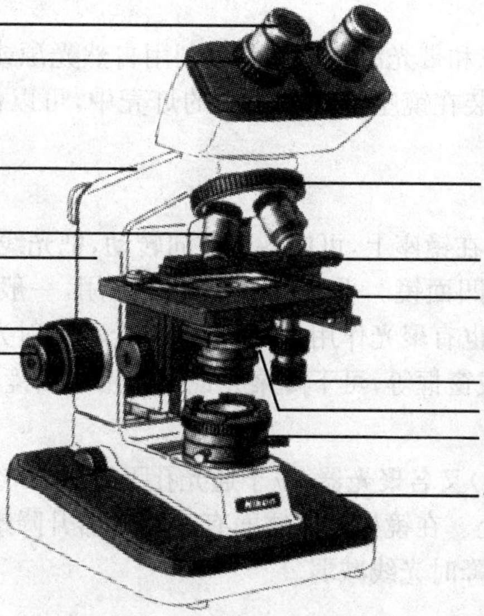

图 1-1　光学显微镜的结构示意图

（三）调焦器

调焦器位于镜柱上，呈同心圆式排列，有大小两种螺旋。调焦器的功能是调节焦距，大螺旋为粗调焦器，可使镜台较快速度地升降，适用于低倍镜调焦；小螺旋为细调焦器，可使镜台缓慢升降，用作较精细的调节，适用于高倍镜和油镜的调焦。

（四）镜臂

镜臂是手握提的结构，位于镜柱上方，略呈弓形。直立式显微镜在镜臂和镜柱之间有一可动的倾斜关节，使用时可适当倾斜，但倾斜角度不能超过 45°，以免显微镜翻倒。

（五）镜筒

镜筒是位于镜臂上方的圆筒，上端装有目镜，下端连接物镜转换器。镜筒分单筒式和双筒式两种。

（六）物镜转换器

物镜转换器又叫旋转盘，装在镜筒的下方，呈圆盘状，下面有 3～4 个物镜孔，可安装不同放大倍数的物镜。换用物镜时，可转动旋转盘，注意一定要将旋转盘边缘的缺刻和基座上的“T”形卡相扣合，使物镜与光轴合轴，否则无法观察标本。

（七）镜台

镜台又叫载物台，是位于镜臂前方的方形或圆形平台，用以放置玻片标本。镜台中央有一通光孔，镜台上装有推片器，既可固定标本，又可前后左右移动，推片器上有纵横游标尺，可利用游标尺上的刻度作为标记，以便寻找物像。老式显微镜的镜台上有一对压片夹，用以固定玻片标本。

二、照明部分

显微镜的照明装置由光源、反光镜、集光器和光圈等部分组成。

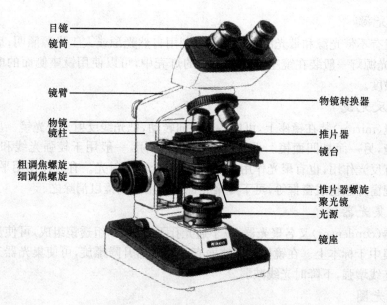

（一）光源

显微镜有不带光源和带光源两类。前者利用自然光源或人工光源照明；后者用电光源照明，电光源灯一般装在镜座内或镜座后的灯壳中，可以使用镜座侧面的电压调节器调节光源强度。

（二）反光镜

反光镜(mirror)装在镜座上，可向各个方向转动，把光线反射入聚光镜。反光镜的一面是平面镜，另一面是凹面镜。平面镜只有反光作用，一般用于较强光线和固定光源。凹面镜既有反光作用，也有聚光作用，适用于较弱光和散射光。有时在使用平面镜时，视野内会出现窗外景物或窗框等，可下降聚光镜或使用凹面镜以消除之。

（三）集光器

集光器(condenser)又名聚光器，位于通光孔下方，由一组透镜组成，可使反光镜反射来的光线集中于标本上。在镜柱的左侧面有一集光器升降螺旋，可使集光器升降。集光器上升时光线增强，下降时光线减弱。

（四）光圈

光圈(diaphragm)又叫虹彩光圈或光阑，位于集光器下方，由许多金属薄片组成。侧面有一光阑小柄，拨动小柄可使光圈扩大或缩小，以调节进光量。

三、光学部分

（一）目镜

目镜(ocular)为短筒状，插入镜筒的上端。目镜上刻有10×或15×等符号，表示其放大倍数。有的目镜筒内有一指针，用以指明视野中观察物像的部位，以利示教和提问。

（二）物镜

物镜(objective)装在物镜转换器下方，依放大倍数不同分为低倍镜、高倍镜和油镜。低倍镜短，镜孔直径最大，放大倍数一般为10×；高倍镜较长，镜孔直径较小，放大倍数为40×、45×或60×；油镜最长，但镜孔直径最小，放大倍数为100×。

通常在物镜上刻有相应的标记，如在10倍的物镜上刻有10/0.25和160/0.17。10表示物镜放大倍数；0.25表示镜口率；160表示镜筒长度，0.17表示盖玻片厚度，二者的单位均为毫米。

镜口率又称数值孔径(numerial aperture，N.A)*，可以反映物镜分辨力的大小，数字越大，表示分辨力越高，一般10×物镜的N.A为0.25；40×物镜的N.A为0.65；100×物镜的N.A为1.25。

显微镜的总放大倍数等于目镜和物镜放大倍数的乘积。如目镜10×、物镜100×，则放大倍数为10×100=1000倍。

普通光学显微镜的使用方法

在使用显微镜时，应右手握镜臂，左手托镜座，从镜盒中取出显微镜，轻放在自己座

* $N.A = n \cdot \sin\theta$，其中n为介质的折射率，$\sin\theta$为透镜视锥半顶角的正弦值。

位左前方的实验台上，距离实验台边缘5～6cm处为宜。直立式显微镜可使用倾斜关节，让镜筒略向自己倾斜（不能超过45°），以便观察。

一、低倍镜的使用

（一）对光

先转动粗调焦器，使镜筒升高，再旋转物镜转换器，使低倍镜对准通光孔（可听到轻微的碰撞声）。然后打开光圈，上升集光器，双眼睁开，左眼对准目镜观察，反复转动反光镜，直到视野内光线明亮均匀为止。

（二）放片

取一张玻片标本，认清标本的正反面，将正面朝上，用推片器固定。然后调节玻片，将要观察的标本对准通光孔的中央。

（三）调焦

先从侧面注视低倍镜，转动粗调焦器，使低倍镜距玻片标本约0.5cm。然后用左眼观察视野，向相反的方向缓慢转动粗调焦器，使低倍镜慢慢上升，当视野中出现物像时，再用细调焦器调节，直到物像清晰为止。

如果在调节焦距时，物镜与标本之间的距离已超过工作距离（指显微镜物像调节清晰时，物镜最下面透镜的表面与盖玻片上表面的距离）仍未见到物像，则应该严格按上述步骤重新操作。

如果物像不在视野中央，可前后左右移动标本，注意玻片移动的方向与物像移动的方向相反。如果光线太强或太弱，可慢慢地缩小或扩大光圈；也可下降或上升集光器，找到最合适的光亮度。注意最强的光线不一定是最合适的光亮度。

二、高倍镜的使用

第一步：先在低倍镜下找到物像，然后将要放大观察的部分移至视野正中央，并调节清晰。

第二步：从侧面注视，移走低倍镜转换高倍镜。

第三步：从目镜中观察，可见视野中有不太清晰的物像，此时慢慢地转动细调焦器，即可见到清晰的物像。注意使用高倍镜时，不要随意转动粗调焦器，以免镜筒下降幅度大而损坏标本或镜头。

如果按上述操作看不到物像，应该检查可能的原因：①目的物不在视野中，可能是低倍镜下没有将其移至视野正中；②低倍镜的焦距是否调好；③玻片标本是否放反；④物镜是否松动或有污物。

三、油镜的使用

第一步：在高倍镜下，将拟用油镜观察的目的物移至视野正中央。

第二步：光圈开大，集光器上升到最高位置。

第三步：旋转物镜转换器，移走高倍镜，眼睛注视侧面，在欲观察玻片标本的部位上滴一滴香柏油，转换油镜，使油镜头与香柏油接触。

第四步：从目镜观察，同时慢慢上下转动细调焦器，直至出现清晰的物像。

油镜用完后，必须把镜头和标本片上的香柏油擦干净。先用拭镜纸蘸少许擦镜油将香柏油擦去后，再用干净拭镜纸擦净。但无盖片的标本不能擦，以免损坏标本。临时制片因有水分，不宜用油镜观察。

标本的观察与操作练习

取家兔肌肉、肝脏或肾脏切片，按照上述显微镜的正确使用方法，反复练习低倍镜和高倍镜的使用，为以后的实验打好基础。

作业与思考

1. 怎样区分低倍镜、高倍镜和油镜？错用物镜可能会造成什么后果？
2. 在对光时，如果视野中出现窗外景物或窗框，应该怎样处理？
3. 如何调节视野内的光线强度？
4. 使用显微镜观察标本，为什么一定要从低倍镜到高倍镜再到油镜的顺序进行？
5. 如果在高倍镜下未看到物像，可能有哪些原因？应该怎样解决？
6. 在转动细调焦器时，如已达极限不能转动，应该采取什么措施？

【附】 使用显微镜的注意事项

1. 取放显微镜时，一定要一手握镜臂，一手托镜座，切勿单手斜提，以免碰坏显微镜或造成零部件脱落。

2. 显微镜不可放置在实验台边缘，以防碰翻落地。

3. 使用前要检查，如发现缺损或使用时损坏，应立即报告指导教师。

4. 放置玻片标本时，应将有盖片的一面向上，否则使用高倍镜和油镜时，将找不到物像，同时又易损坏玻片标本和镜头。临时制片要加盖片，由于含有水分，易于流动，镜台须平放。观察永久性玻片标本时，倾斜关节不得超过45°，若因事需离开座位，必须将倾斜关节复原。

5. 不得随意取出目镜或拆卸零部件，以防灰尘落入或丢失损坏等。

6. 使用显微镜时，应该养成正确的操作习惯，两眼睁开，两手并用，边观察、边记录、边绘图。

7. 维护显微镜清洁。机械部分如有灰尘、污物等，可用绸布擦净。光学和照明部分的镜面，只能用拭镜纸轻轻擦拭，切不可用手指、手帕和绸布等擦摸，以免磨损镜面。

8. 显微镜使用完毕后，应取下玻片标本，下降镜筒，物镜头与通光孔错开，垂直反光镜，下降集光器，复原倾斜关节，然后放回镜盒。

（梁素华）

实验二　动植物细胞形态结构的观察

实 验 目 的

1. 掌握动植物细胞的基本结构。
2. 熟悉临时装片的制备方法。
3. 训练光镜下绘图的能力。

实 验 用 品

一、器材

显微镜、剪刀、镊子、平皿、单面刀片、消毒牙签、纱布、吸水纸、擦镜纸。

二、材料

人口腔黏膜上皮细胞、洋葱、家兔骨骼肌和平滑肌纵切片。

三、试剂

1%革兰碘液、1%伊红染液。

实 验 内 容

一、洋葱鳞叶表皮细胞标本的制备与观察

（一）洋葱鳞叶表皮细胞标本的制备

取一干净的载玻片，左手拇指和食指夹住载玻片的两侧，用纱布擦拭，将擦净的载玻片放于实验桌上。再取一盖玻片，用纱布轻轻擦拭（因盖片很薄，极易损坏，擦拭时需特别小心），若盖玻片有污斑，可滴少量乙醇于其上再擦，擦好后放于载玻片的一端。取1%革兰碘液一滴于载玻片中央，用解剖镊在洋葱鳞叶内侧撕下约0.5cm×0.5cm的表皮，放于载玻片中央的染液内，若产生皱褶，可用镊子展平，然后加盖玻片（注意不要产生气泡），做成临时装片。

（二）观察

将做好的洋葱鳞叶表皮细胞临时装片置于低倍镜下观察，可见洋葱鳞叶表皮由许多略呈长方形的细胞组成（图 2-1）。细胞外有一层较厚的、由纤维素组成的细胞壁（cell

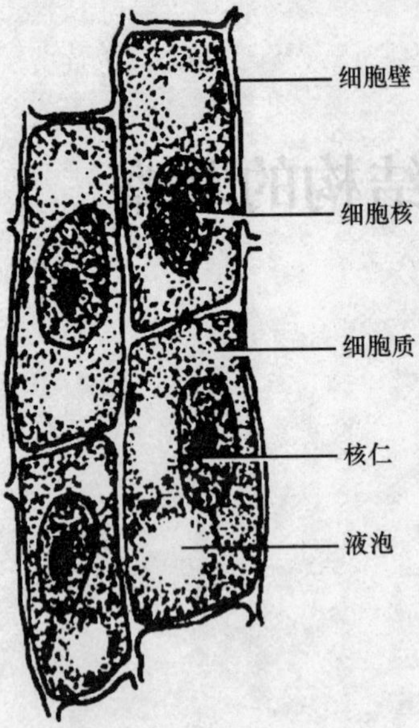

图 2-1 洋葱鳞叶表皮细胞

wall)，这是植物细胞的主要特征之一。细胞核(nucleus)呈圆形或卵圆形，位于细胞中央或靠近细胞边缘。

将铺展良好、染色适中的洋葱鳞叶表皮细胞移到视野中央，换高倍镜观察。在细胞核内可看到1～2个折光率较强的圆形的核仁(nucleolus)。细胞膜(cell membrane)位于细胞壁的内侧，但二者紧密相贴，在一般光镜下不易分辨。细胞膜与细胞核之间是细胞质(cytoplasm)，在细胞质内，可见有液泡(vacuole)分布，其内充满了清澈明亮的细胞液(cell sap)。

二、人口腔黏膜上皮细胞标本的制备及观察

(一) 人口腔黏膜上皮细胞标本的制备

取载玻片和盖玻片各一张，擦拭干净后，在载玻片中央滴一滴1%伊红染液。再取消毒牙签一根，轻轻刮取口腔颊部或下唇内侧的黏膜上皮。然后将取得标本的牙签置于载玻片中央的伊红染液内搅动几下，制成细胞悬液，盖上盖玻片，染色5min。

(二) 观察

将做好的人口腔黏膜上皮细胞临时装片置于低倍镜下观察，可见许多被染成伊红色，呈不规则形、扁平椭圆形或多边形的细胞，单个或多个连在一起，这就是口腔黏膜上皮细胞。选择染色清晰而无重叠的细胞，移至视野中央，换高倍镜继续观察。在高倍镜下，可见人口腔黏膜上皮细胞中央有一卵圆形的细胞核，细胞质较均匀(图 2-2)。与洋葱鳞叶表皮细胞比较，两者有何异同?

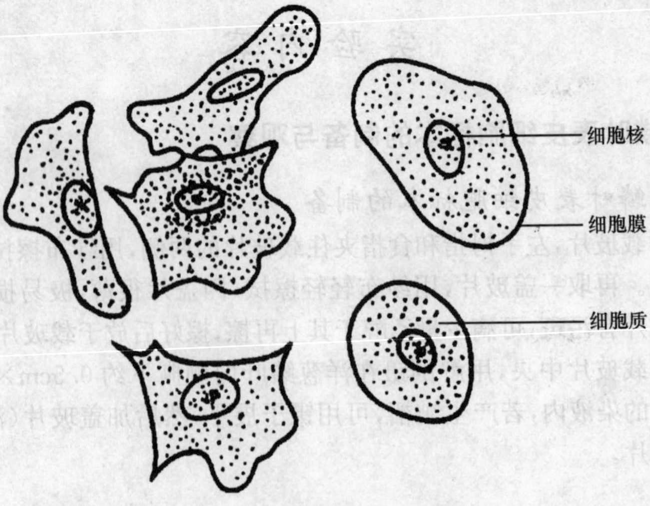

图 2-2 人口腔黏膜上皮细胞

三、家兔骨骼肌和平滑肌细胞的观察

取家兔骨骼肌纵切片置于低倍镜下观察，可见肌细胞呈圆柱形，其内有许多细胞核（图 2-3）。

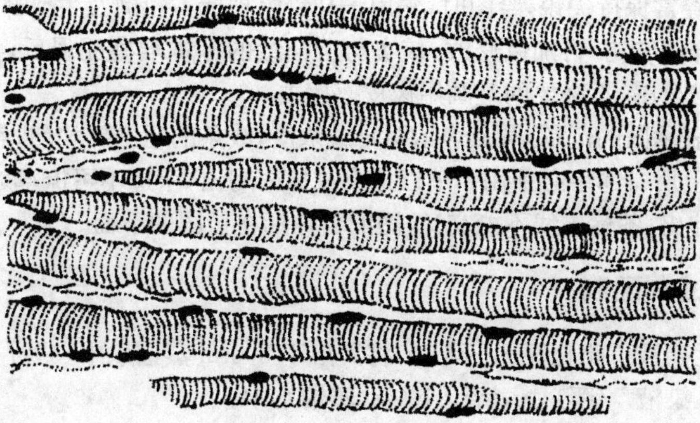

图 2-3　家兔骨骼肌纵切片

取家兔平滑肌纵切片置于低倍镜下观察，可见平滑肌细胞为长梭形，其内有一个细胞核，位于细胞的中央（图 2-4）。

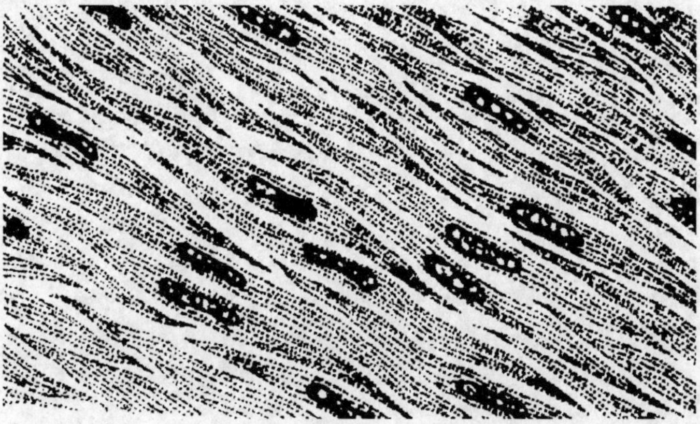

图 2-4　家兔平滑肌纵切片

作业

绘洋葱鳞叶表皮细胞及人口腔黏膜上皮细胞，标明各部分的名称。

【附 1】　绘图方法和注意事项

1. 每个学生必须在课前准备好黑色 2B 和 HB 铅笔各一支，橡皮擦、直尺或三角板、削笔刀、绘图纸等。

2. 绘图必须真实准确，整洁明了，各部分比例应与标本一致。认真观察标本后，方可开始绘图。绘图不得潦草,更不能抄袭书上或他人的图。

3. 只在绘图纸的一面绘图,每幅图的大小、位置必须分配适当,布局合理。图的位置一般偏于纸的左侧,右侧作标志线和注字,一般较大的图每页绘一个,较小的图每页可绘2～3个。

4. 铅笔应经常保持尖锐,绘图时,先用HB铅笔把标本轮廓及主要部分轻轻绘出,然后添加各部分详细结构,再加以修改,核实与所描绘的标本准确无误后,再用2B铅笔以清晰的线条绘出全图,不必要的笔画用橡皮擦擦去。

5. 用线条表示图的范围,圆点表示明暗或浓淡,线条的粗细要均匀,点要圆润。

6. 绘图纸上所有的字必须用铅笔以楷书或隶书写出,字迹不可潦草,注字排列整齐,标志线应水平伸出,各标志线不能交叉,图的名称标在该图的下面。

【附2】 试剂配制

1. 1%革兰碘液　碘化钾2g、碘1g,将其溶于300ml蒸馏水中。

2. 1%伊红染液　伊红1g,溶于100ml蒸馏水中。

(蔡晓明　梁素华)

实验三　核酸的检测

实 验 目 的

1. 掌握 Feulgen 染色及甲基绿-派洛宁染色的基本原理。
2. 熟悉原位检测核酸的方法。
3. 了解细胞内核酸的分布。

实 验 用 品

一、器材

显微镜、镊子、载玻片、纱布、吸水纸、擦镜纸。

二、材料

大蟾蜍。

三、试剂

Schiff 试剂、Carnoy 固定液、1mol/L HCl、5%三氯醋酸、甲基绿-派洛宁染液。

实 验 内 容

核酸包括 DNA 和 RNA，DNA 主要分布在细胞核内，RNA 分布在细胞质及核仁内，可用不同的染色方法确定它们的存在。

一、DNA 的原位显示

（一）实验原理

DNA 的基本组成单位是脱氧核苷酸，用稀盐酸水解组织细胞中的 DNA，可打开 DNA 中“嘌呤-脱氧核糖”间的氢键，使脱氧核糖的一端形成游离的醛基。游离醛基与 Schiff 试剂（无色品红亚硫酸钠溶液）反应，使细胞内含有 DNA 的部位呈现紫红色，其他物质不着色。因该法由 Feulgen 首创，故称为 Feulgen 反应。

（二）实验步骤

1. 处死大蟾蜍后，打开体腔，小心地在心脏尖端剪一小口，让血液流出。然后取干净的载玻片，在一端蘸取少许血液，与另一载玻片一端成约40°角，向另一端推去，制成血涂片，室温晾干。

2. 将大蟾蜍血涂片标本浸于70％乙醇中固定5min，清水冲洗后浸入1mol/L HCl(Ⅰ)的玻璃缸中，室温水解2～3min。

3. 将血涂片换至1mol/L HCl(Ⅱ)的玻璃缸中，在60℃水浴箱中水解8min，然后再移至1mol/L HCl(Ⅰ)的玻璃缸中，室温水解2～3min，清水冲洗。

4. 将血涂片插入Schiff试剂染缸中染色30min，清水冲洗。

5. 将制备好的标本片放在显微镜下观察，可见细胞核被染成紫红色，说明DNA主要分布在细胞核内。

另设对照组，对照组预先用5％三氯醋酸或DNA酶处理，抽提去除细胞中的DNA后，再加Schiff试剂染色，呈现阴性反应。

二、RNA的原位显示

(一) 实验原理

甲基绿-派洛宁(methyl green-pyronin)为碱性染料，能分别与细胞内的DNA、RNA结合呈现不同颜色。当甲基绿-派洛宁作为混合染料时，DNA与甲基绿亲合力大，故甲基绿与DNA选择性结合显示绿色或蓝色；RNA与派洛宁亲合力大，故派洛宁与RNA选择性结合显示红色。其原因可能是两种染料的混合染液有竞争作用，同时两种核酸分子都是多聚体，而其聚合程度有所不同。甲基绿易与聚合程度高的DNA结合呈现绿色，而派洛宁则与聚合程度较低的RNA结合呈现红色(但解聚的DNA也能与派洛宁结合呈现红色)。

(二) 实验步骤

1. 大蟾蜍血涂片标本制备及固定同前。

2. 在已固定晾干的血涂片上滴加甲基绿-派洛宁混合染液，染色10～15min，清水冲洗。

3. 将制好的标本片放在显微镜下观察，可见细胞核被染成蓝绿色，核仁和细胞质被染成红色。说明RNA主要分布在核仁区域及细胞质中，而DNA主要分布在细胞核内。

作业与思考

1. Schiff试剂有何重要作用？

2. 甲基绿-派洛宁染液的染色原理是什么？

【附】 试剂配制

1. Schiff试剂配制　先将200ml蒸馏水加入三角瓶中煮沸，然后加入碱性品红1g，充分搅拌，有助于溶解。待溶液冷到50℃时，过滤到磨口棕色瓶中，加入1 mol/L HCl 20ml。冷却到25℃时加入1g偏亚硫酸钠(NaS_2O_5)或偏亚硫酸钾($K_2S_2O_2$)充分振荡后盖紧瓶塞，放于暗处过夜，使颜色退至淡黄色或近于无色。使用前加中性活性炭0.5g，剧烈振荡1min，过滤后即成无色品红亚硫酸钠或亚硫酸钾染液(若液体为粉红色，则不能使用)。

2. 甲基绿-派洛宁试剂配制

(1) 染色剂A液的配制:A液配制有两种方法,可根据购买的原料不同来选择。

第一种:取甲基绿-派洛宁粉1g,加到100ml蒸馏水中溶解,然后用滤纸过滤,将滤液放入棕色瓶中备用。

第二种:取甲基绿1g溶于49ml蒸馏水中,取派洛宁(又名吡罗红)G 2.5g溶于47.5ml蒸馏水中。取6ml甲基绿溶液和2ml吡罗红溶液加入到16ml蒸馏水中,即为A液,放入棕色瓶中备用。(注意:用于核酸染色的是吡罗红G,而不是吡罗红B)。

(2) 染色剂B液的配制:B液是一种缓冲液,由乙酸钠和乙酸混合而成。先取乙酸钠8.2g,用蒸馏水溶解至500ml备用;再取乙酸6ml,用蒸馏水稀释至500ml备用。取配好的乙酸钠溶液30ml和稀释的乙酸20ml,加蒸馏水50ml,配成pH4.8的B液(缓冲液)。

(3) 染色液的配制:染色液由A液和B液混合而成。取A液20ml和B液80ml混合成实验中使用的甲基绿-派洛宁染液。(注意:该染液应现用现配。)

(梁素华　蔡晓明)

实验四　细胞器及细胞骨架标本的制备与观察

实 验 目 的

1. 了解和识别光镜下所见到的几种细胞器的形态。
2. 熟悉细胞骨架的染色原理和显示方法。
3. 掌握临时制片方法和绘图方法。

实 验 用 品

一、器材

显微镜、恒温水浴箱、解剖镊、解剖针、手术剪、载玻片、盖玻片、青霉素小瓶、吸管、吸水纸、拭镜纸、白布、白绸。

二、材料

洋葱、体外培养的动物细胞、家兔脊神经节切片、小白鼠十二指肠横切片、马蛔虫子宫横切片。

三、试剂

Janus green、6mmol/L 磷酸缓冲液(PBS，pH 6.5)、M-缓冲液、1%Triton X-100 液、3%戊二醛、0.2%考马斯亮蓝 R250 染液、香柏油、二甲苯等。

实 验 内 容

一、洋葱磷叶表皮细胞骨架的显示与观察

(一) 实验原理

在真核细胞的细胞质中存在着由微丝(microfilaments，MF)、微管(microtubule，MT)和中间纤维(intermediate filament，IF)等交织形成的一个十分复杂的立体网络结构。它们对于细胞形状的维持、细胞内物质运动、细胞内各结构相对位置的固定都有重要作用，故称为细胞骨架。目前可利用电镜、间接免疫荧光技术、酶标技术及组织化学技术来显示和研究细胞骨架。本实验利用组织化学方法显示细胞骨架的某些成分。用适量的非离子去垢剂 Triton X-100(聚乙二醇辛基苯醚)处理洋葱鳞叶表皮细胞，溶解质膜

和细胞内的许多非骨架蛋白质，但细胞骨架系统的蛋白质不受影响。经戊二醛固定和考马斯亮蓝染色后，在光学显微镜下可观察到细胞内以微丝为主的网状结构。

（二）植物细胞骨架标本的制备

1. 撕取洋葱鳞茎中层鳞叶的内表皮，剪成约 0.5cm×0.5cm 的小片，浸入盛有 6mmol/L 磷酸缓冲液（PBS，pH 6.5）的小瓶中，5min 后吸去缓冲液，加入 1%Triron X-100，置于 37℃温箱中处理 20min，抽提掉细胞骨架以外的蛋白质。

2. 用吸管吸尽 Triton X-100 液，加入 M-缓冲液洗涤 2 次，每次 5min，以稳定细胞骨架。

3. 吸弃 M-缓冲液，加入 3%戊二醛固定液，固定 10min 后吸去固定液，再用 6mmol/L 的 PBS 洗涤 2 次，每次 5min。

4. 吸尽缓冲液，滴加 0.2%考马斯亮蓝染液染色 5min，用蒸馏水洗涤 2～3 次，取出标本平放载玻片上，盖上盖玻片。

（三）观察

将制备的洋葱磷叶表皮细胞骨架标本置于显微镜下观察，在光镜下可见有些表皮细胞着色极淡，其中被染成深蓝色的丝网状结构即为细胞骨架，有的细胞中核的周围还可见到有一些放射状分布的细丝。

二、动物细胞骨架标本的制备与观察

（一）动物细胞骨架标本的制备

1. 将清洁无菌的盖玻片条放入 25ml 培养瓶中，在无菌条件下接种 3～5ml 细胞悬液，盖紧瓶塞，置 37℃恒温箱内培养，24h 后细胞将贴附到盖玻片上。

2. 取出盖玻片放在小培养皿中，用 PBS 洗涤 3 次。

3. 滴加 1%Triton X-100 于盖玻片上，铺满盖玻片（或将盖玻片浸入盛有 1%Triton X-100 的小瓶中），置 37℃恒温箱内处理 15～20min，清除细胞骨架以外的蛋白质。

4. 立即用 M-缓冲液（有稳定细胞骨架作用）轻轻洗涤细胞 3 次，每次 3min。

5. 将盖玻片浸入 3%戊二醛溶液中，处理 10min 左右，使细胞固定。

6. 用 PBS 将玻片上的细胞洗涤 3 次，再用吸水纸吸去多余的液体。

7. 往盖玻片上滴加 0.2%考马斯亮蓝 R250 染液数滴，染色 30～60min。

8. 小心地用蒸馏水冲洗盖玻片，空气干燥。

（二）观察

将制备的动物细胞骨架标本置于显微镜下观察。可见细胞中分布着许多被染成蓝色的纤维，它们是由微丝集聚而成的微丝束，即张力纤维。大多数沿细胞的长轴方向分布，在呈多角形的细胞中则可见到这些纤维的交叉分布，甚至交织成网状结构。

三、高尔基复合体的观察

取家兔脊神经节切片，置低倍镜下观察，可见到许多淡黄色呈椭圆形或不规则形状的神经细胞。选择神经细胞较为集中的区域，换高倍镜观察，可看到大小不等的神经细胞（但这些细胞不是排列在同一平面上），有的细胞中央有一染色很浅或几乎无色的圆形泡状的细胞核，有的细胞核内还可见到被染成橙黄色的核仁。在细胞核周围的细胞质中，有被染成深褐色呈弯曲的线状、粒状或网状的高尔基复合体(golgi complex)(图 4-1)。

四、中心体的观察

取马蛔虫(*Parascaris equorum*)子宫横切片，在低倍镜下寻找分裂中期的受精卵细胞，然后换高倍镜观察，可见细胞中央有深蓝色条状的染色体(chromosome)。在染色体两侧，各有一深蓝色的圆形小粒——中心体(centriole)。在光镜下观察到的中心体由中央的中心粒和周围的致密物质中心球(centrosphere)组成。在中心体周围还可看到许多纤细的、呈辐射状分布的星射线(图 4-2)。

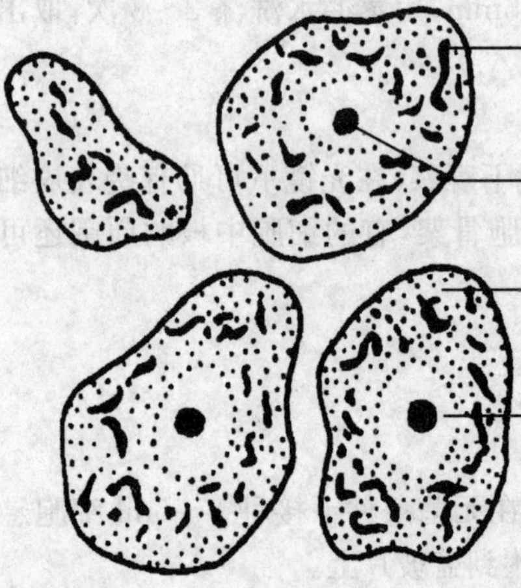

图 4-1　家兔脊神经节细胞(示高尔基复合体)

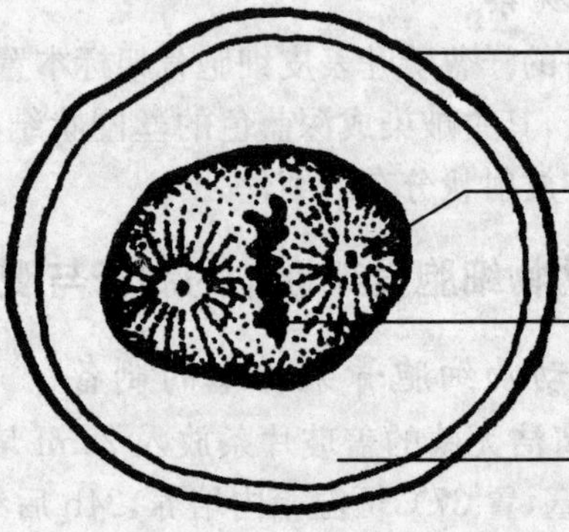

图 4-2　马蛔虫受精卵细胞(示中心体)

五、线粒体标本的制备与观察

(一) 人口腔黏膜上皮细胞线粒体标本的制备与观察

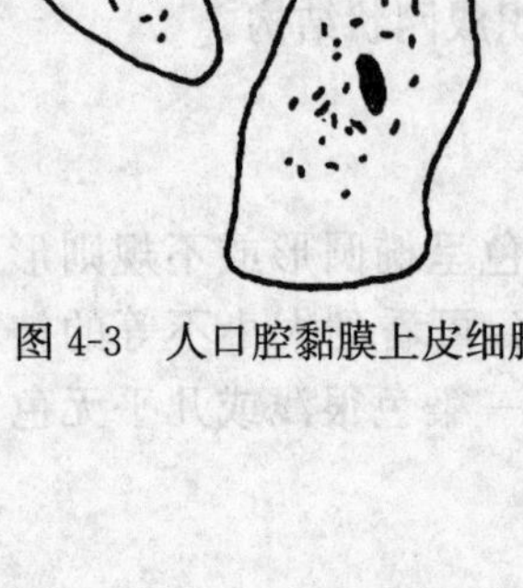

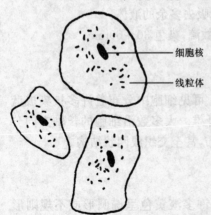

图 4-3　人口腔黏膜上皮细胞(示线粒体)

1. 线粒体标本的制备　取一干净的牙签，刮取口腔颊部黏膜上皮细胞(注意尽量取深部细胞)均匀涂于载玻片上，然后滴几滴 Janus green 染液，在30℃下染色 15min，盖上盖玻片，制成临时装片。

2. 观察　将制成的临时装片置于显微镜下，可见细胞核被染成红色，细胞质中有许多被染成浅绿色呈颗粒状、棒状或线条状的结构，即线粒体(图 4-3)。

(二) 小白鼠十二指肠上皮细胞线粒体标本的观察

取小白鼠十二指肠横切片，在低倍镜下观察，可见肠管内壁向肠腔中突出，形成许多指状的皱襞。换高倍镜观察，可见这些皱襞由许多界限不清楚的柱状上皮细胞构成，在柱状细胞中央有一椭圆形的细胞核。再换油镜观察，可见其两端的细胞质中有许多蓝色的线状或颗粒状的线粒体(mitochondrion)(图 4-4)。

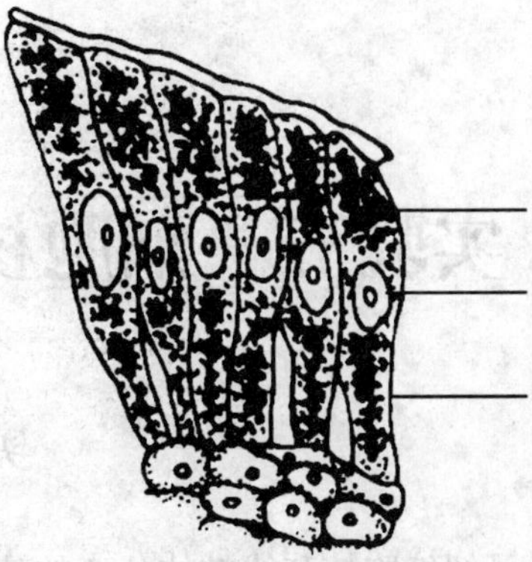

图 4-4　小白鼠十二指肠上皮细胞(示线粒体)

作业

绘马蛔虫受精卵细胞，注明各部分名称。

【附】 试剂配制

1. Janus green 染液　詹纳斯绿(Janus green)0.2g 溶于 100ml 生理盐水中。

2. 6mmol/L 磷酸缓冲液(PBS，pH 6.5)

(1) A 液：将 $Na_2HPO_4 \cdot 7H_2O$ 9.465g 溶于 1000 ml 蒸馏水中，高压消毒灭菌后装入棕色瓶内，4℃冰箱保存。

(2) B 液：将 KH_2PO_4 9.07g 溶于 1000 ml 蒸馏水中，高压消毒灭菌后装入棕色瓶内，4℃冰箱保存。

(3) PBS 工作液：A 液和 B 液按 3∶7 混合。

3. M-缓冲液　咪唑 3.404g、KCl 3.7g、$MgCl \cdot 6H_2O$ 101.65 mg、乙二醇双醚乙酸 380.35mg、乙二胺四乙酸 29.224mg、巯基乙醇 0.07ml、甘油 292ml、蒸馏水加至 1000ml。用 1mol/L HCl 调 pH 至 7.2，室温保存。

4. 1%Triton X-100 液　1ml Triton X-100 加 M-缓冲液 99ml。

5. 3%戊二醛　戊二醛(25%)3ml 加 PBS 液(pH7.2)97ml。

6. 0.2%考马斯亮蓝 R250 染液　考马斯亮蓝 R250 0.2g、甲醇 46.5ml、冰乙酸 7ml、蒸馏水 46.5ml。

(隆淑芬)

实验五　细胞核和线粒体的分离提取

实 验 目 的

1. 了解细胞核和线粒体分离的基本原理。
2. 掌握用差速离心技术分离提取动物细胞核和线粒体的方法。

实 验 用 品

一、器材

解剖刀、剪刀、漏斗、玻璃匀浆器、尼龙织物、刻度离心管、显微镜、冷冻高速离心机。

二、材料

小鼠肝脏。

三、试剂

0.25mol/L 蔗糖 + 0.01mol/L Tris-HCl 缓冲液（pH7.4）、1%詹纳斯绿 B 染液、0.34mol/L 蔗糖+0.01mol/L Tris-HCl 缓冲液（pH7.4）、姬姆萨染液、甲醇：冰乙酸（9：1）固定液、生理盐水。

实 验 内 容

一、实验原理

在低温条件下，将组织放在匀浆器中，加入等渗匀浆介质破碎细胞，使之成为各种细胞器及其包含物的匀浆。利用细胞核与线粒体在一定介质中的沉降速度差异，采取分级差速离心方法，将细胞核与线粒体逐级分离出来。在一均匀的悬浮介质中离心一定时间，组织匀浆中的各种细胞器及其他内含物由于沉降速度不同将停留在高低不同的位置。依次增加离心力和离心时间，就能够使这些颗粒按其大小、轻重分批沉降在离心管底部，然后分批收集。细胞器沉降先后顺序是细胞核、线粒体、溶酶体、核糖体及其他大分子物质。分析通过分级分离得到的组分，可用细胞化学和生化方法进行形态和功能鉴定。

二、实验方法与步骤

（一）制备肝细胞匀浆

1. 实验前将小鼠空腹 12h，采用颈椎脱位法处死，剖腹取出肝脏，迅速用生理盐水洗净血水，用滤纸吸干水。称取肝组织 1g，剪碎，再用预冷的 0.25mol/L 蔗糖溶液洗涤数次。

2. 按每克肝组织加 9ml 预冷的 0.25mol/L 蔗糖溶液，分数次添加蔗糖溶液，在 0～4℃冰浴中用玻璃匀浆器将肝脏制成匀浆，用 3 层纱布或尼龙网过滤匀浆液于离心管中。

（二）差速离心

1. 先在离心管中加入 0.34 mol/ L 蔗糖溶液 4.5 ml，然后沿管壁小心地加入 4.5 ml 小鼠肝组织匀浆覆盖于上层。700*g* 离心 10min，将上清缓慢转入另一离心管中，沉淀为粗提的细胞核。

2. 沉淀用 5ml 预冷的 0.25mol/L 缓冲蔗糖溶液洗 1～2 次，1000*g* 离心 10min，沉淀为细胞核与部分细胞碎片，将上清液缓慢收集到上述收有上清液的离心管中。

3. 将步骤 1 和 2 收集的上清液 1000*g* 离心 10min，沉淀用 5ml 预冷的 0.25mol/L 缓冲蔗糖溶液洗 1～2 次，每次 1000*g* 离心 5min，沉淀为线粒体。

（三）鉴定分离物

1. 取细胞核沉淀一滴均匀涂在干净的载玻片上，加甲醇：冰乙酸液（9：1）固定 15min，充分晾干。用 Giemsa 染液染色 10min，蒸馏水漂洗数秒，吹干。在高倍镜下观察，可见细胞核呈紫红色，混杂的细胞碎片为浅蓝色。

2. 将线粒体沉淀滴在载玻片上，注意不要太浓。不待干即滴加 1%詹纳斯绿 B 溶液染色 2min，盖上盖玻片后在光学显微镜下观察，线粒体呈蓝绿色，形态为小棒状或哑铃状。

注意事项

整个操作过程样品要保持在 0～4℃，避免酶失活。尽可能充分剪碎肝组织，缩短匀浆时间，整个分离过程不宜过长，以保持细胞组分的生理活性。

作业与思考

1. 分别描述三张细胞核涂片的结果（如平均每个视野中所见完整的细胞核数量，完整的细胞或带有残留细胞质的细胞核约占多少等）。

2. 描述两张线粒体装片的观察结果，根据你的实验结果，你认为所分离线粒体的纯度如何？

3. 线粒体提取分离过程中，为什么要在 0～4℃进行？

【附】 试剂配制

1. 0.25mol/L 蔗糖＋0.01mol/L Tris-HCl 缓冲液（pH7.4）　0.1mol/L 三羟甲基氨基甲烷溶液 10ml、0.1mol/L 盐酸 8.4ml，加双蒸水至 100ml，再加蔗糖使浓度为

0.25mol/L。

2.1%詹纳斯绿 B(Janus green B)染液　称取 50mg 詹纳斯绿 B 溶于 5ml 生理盐水中，稍微加热使之溶解后过滤，即为 1%原液。

3. 姬姆萨染液(Giemsa)　称取姬姆萨粉 0.5g，甘油 33ml，甲醇 33ml。先在姬姆萨粉中添加少量甘油，然后在研钵内研磨至无颗粒状，再将剩余甘油倒入混匀，56℃左右保温 2h 使其充分溶解，最后加甲醇混匀，成为姬姆萨原液，保存于棕色瓶。使用时吸出少量，用 0.2mol/L 磷酸缓冲液做 10～20 倍稀释。

（杨俊宝　母　波）

实验六　细胞生理活动的观察

实 验 目 的

1. 熟悉小白鼠腹腔注射和颈椎脱臼处死法。
2. 理解细胞吞噬和细胞膜选择透性等基本的生理活动。

实 验 用 品

一、器材

显微镜、解剖镊、手术剪、手术刀、2ml 注射器、移液管、试管、试管架、记号笔、载玻片、盖玻片。

二、材料

小白鼠、1%鸡红细胞悬液、10%兔红细胞悬液。

三、试剂

6%淀粉肉汤、0.85%生理盐水、台盼蓝、500μg/ml 肝素、0.17mol/L 氯化铵、0.17mol/L 硫酸钠、0.32mol/L 葡萄糖、0.32mol/L 甘油、0.32mol/L 乙醇、蒸馏水。

实 验 内 容

一、小白鼠腹腔巨噬细胞吞噬活动

（一）实验原理

高等动物体内存在着具防御功能的吞噬细胞系统，它由粒细胞系和单核细胞等白细胞构成，是机体免疫系统的重要组成部分。其中单核细胞和粒细胞的吞噬活动较强，故它们被称为吞噬细胞。单核细胞在骨髓中形成后会进入血液，通过毛细血管进入肝、脾、淋巴结和结缔组织中进一步发育分化为巨噬细胞。巨噬细胞是机体内的一种重要的免疫细胞，具有非特异性的吞噬功能。当机体受到细菌等病原体和其他异物侵入时，巨噬细胞将向病原体或异物游走（趋化性），当接触到病原体或异物时，伸出伪足将其包围并将病原体或异物吞入细胞，形成吞噬体，然后细胞内的初级溶酶体与吞噬体融合，将异物消化分解。

（二）标本制备

1. 在实验前两天，每天给小鼠腹腔注射6%淀粉肉汤（含4%的台盼蓝）1ml，以刺激小鼠产生较多的巨噬细胞（本步骤由老师完成）。

2. 实验时每组取一只经上述处理的小鼠，向其腹腔注射1%的鸡红细胞悬液1ml。然后轻揉小鼠腹部，使鸡红细胞分散。

3. 20min后再向小鼠腹腔注射0.5～1ml 0.85%生理盐水，并用手轻揉小鼠腹部，以利盐水分散，否则吸出的腹腔液浓淡不均。

4. 3min后用颈椎脱臼法处死小鼠。操作要领是：将小鼠放到实验台上，用食指和拇指同时向下按住其头部，另一只手抓住尾巴稍用力向上方一拉，使其颈椎脱臼，小鼠便立刻死亡。

5. 将小鼠置于解剖盘中，剪开腹腔，把内脏推向一侧，用吸管或不装针头的注射器吸取腹腔液。

6. 每人取一干净的载玻片，滴一滴腹腔液，盖上盖玻片。

（三）细胞吞噬活动的观察

将制好的标本置于显微镜下，在低倍镜下找到标本后换高倍镜观察。先分辨巨噬细胞和鸡红细胞，巨噬细胞体积较大，呈圆形或不规则形，表面具有多个突起（伪足），胞质中含有数量不等、大小不一的蓝色颗粒，它们是巨噬细胞吞噬台盼蓝淀粉肉汤后形成的吞噬泡；鸡红细胞呈椭圆形，淡黄色，具椭圆形的细胞核。在视野中仔细寻找巨噬细胞吞噬鸡红细胞的不同阶段。有的鸡红细胞紧贴在巨噬细胞表面，有的红细胞已部分被吞入，有的巨噬细胞已吞入一个或多个鸡红细胞，形成了吞噬泡。在显微镜下还可见有的吞噬泡体积已缩小并呈圆形，这是该吞噬泡已与溶酶体融合，泡内的物质正在被消化分解。

二、红细胞膜通透性实验

（一）实验原理

细胞膜是细胞与外界环境进行物质交换的结构，它可选择性地让某些物质进出细胞，对于不同性质的物质，细胞膜的通透性不一样。本实验将红细胞分别放于几种不同的等渗溶液中，由于红细胞膜对不同溶质的通透性不同，使得不同溶质透入细胞的速度相差很大，有些溶质甚至不能进入细胞。当溶质分子进入红细胞后可引起渗透压升高，水分子随即进入细胞，使细胞膨胀。当细胞膨胀到达一定程度时，红细胞膜破裂，血红蛋白逸出，发生溶血现象。此时，原来不透明的红细胞悬液突然变成红色透明的血红蛋白溶液。

由于各种溶质进入细胞的速度不同，因而不同溶质诱导红细胞溶血的时间亦不相同。可通过测量溶血时间来估计细胞膜对各种物质通透性的大小。

（二）实验方法及观察

每组一套实验器材，根据实验所要求的溶液种类不同在试管或小瓶上编号，以保证实验结果的准确性。

1. 轻轻摇匀小瓶中的10%兔红细胞悬液，可发现红细胞悬液是不透明的（可将小瓶贴靠在书上，发现隔着小瓶看不见书上的字，如发现溶血则可看清文字）。

2. 观察红细胞在低渗溶液中的溶血现象。将 0 号小瓶加入 0.4ml 红细胞悬液，再加入 4ml 蒸馏水，轻轻摇匀。注意溶液颜色的变化，隔着小瓶看后面纸上的字，能否看清楚？说明了什么问题？记录好时间。

3. 观察红细胞对各种物质的选择通透性。

(1) 在 1 号小瓶中加入 0.4ml 10%兔红细胞悬液，再加入 4ml 0.17mol/L 的 NaCl，轻轻摇匀，观察是否溶血。

(2) 在 2 号小瓶中加入 0.4ml 10%兔红细胞悬液，再加入 4ml 0.17mol/L 的氯化铵溶液，轻轻摇匀。注意加入时间及溶液颜色的变化，如果溶血，记录所需的时间。

(3) 分别将下列 3 种等渗溶液按上述方法进行实验，并记录溶血时间。

1) 0.4ml 红细胞悬液 ＋ 4ml 0.32mol/L 乙醇(3 号瓶)。

2) 0.4ml 红细胞悬液 ＋ 4ml 0.32mol/L 葡萄糖(4 号瓶)。

3) 0.4ml 红细胞悬液 ＋ 4ml 0.32mol/L 甘油(5 号瓶)。

将实验结果填入表 6-1。

表 6-1 红细胞膜通透性观察

编号	溶液种类	是否溶血	所需时间	结果分析
0	蒸馏水			
1	NaCl			
2	NH_4Cl			
3	乙醇			
4	葡萄糖			
5	甘油			

作业与思考

1. 绘图表示小鼠腹腔巨噬细胞吞噬鸡红细胞的过程。
2. 填表记录溶血实验的结果，并分析原因，指出哪些溶液中含有非通透性离子。
3. 为什么都是等渗溶液，有的可致红细胞溶血，有的却不能？
4. 细胞的吞噬活动对人体有何意义？

【附】 试剂配制

1. 6%淀粉肉汤(含台盼蓝) 称取牛肉膏 0.3g、蛋白胨 1.0g、NaCl 0.5g、可溶性淀粉 6.0g、蒸馏水 100ml，煮沸灭菌，4℃冰箱保存。用时水浴融化，每 100ml 淀粉肉汤中加入 4%台盼蓝溶液 5ml。

2. 0.85%生理盐水 NaCl 8.5g，加蒸馏水至 1000ml。

3. 500μg/ml 肝素 肝素 50mg，加生理盐水 100ml。高压灭菌(15 磅、20 min)，分装小瓶，冰冻保存。

4. 0.17mol/L 氯化铵 氯化铵 4.574g，加蒸馏水至 500ml。

5. 0.17mol/L 硫酸钠　硫酸钠($Na_2SO_4 \cdot 10H_2O$)27.388g,加蒸馏水至500ml。

6. 0.32mol/L 葡萄糖　葡萄糖28.83g,加蒸馏水至500ml。

7. 0.32mol/L 甘油　甘油11.7ml,加蒸馏水至500ml。

8. 0.32mol/L 乙醇　无水乙醇9.93ml,加蒸馏水至500ml。

（隆淑芬）

实验七　小鼠胚胎细胞的原代培养

实 验 目 的

1. 了解原代细胞培养的一般方法。
2. 熟悉动物细胞培养过程中的无菌操作技术。
3. 掌握原代细胞培养的观察方法。

实 验 用 品

一、器材

超净工作台、倒置显微镜、CO_2细胞培养箱、离心机、高压消毒锅、电热干燥箱、电子天平、眼科剪、手术剪、手术镊、解剖盘、100μm 不锈钢筛、酒精灯、弯头和直头吸管、25ml 卡氏培养瓶、培养皿、100ml 烧杯、10ml 离心管、计数板及手动计数器。

二、材料

妊娠 10～14d 的小白鼠。

三、试剂

75％乙醇、Hanks 培养液、DMEM 培养液、0.25％胰蛋白酶＋0.02％乙二胺四乙酸(EDTA)。

实 验 内 容

一、组织块培养法

(一) 实验原理

原代细胞培养又称初代培养，是从供体得到组织细胞后在体外进行的首次培养。常用的原代培养方法有组织块培养法和消化培养法，组织块培养是最常用的、简便易行和成功率较高的原代培养方法。将组织剪切成小块后，接种于培养瓶中培养(图 7-1)，部分组织细胞在小块贴壁培养 24 h 后，细胞就从组织块向四周生长，最后连接成片形成单层细胞。但由于在反复剪切和接种过程中对组织块的损伤，并不是每个小块都能长出细胞。组织块培养法特别适合于组织量少的原代细胞培养，但组织块培养时细胞生长较慢，耗时较长。

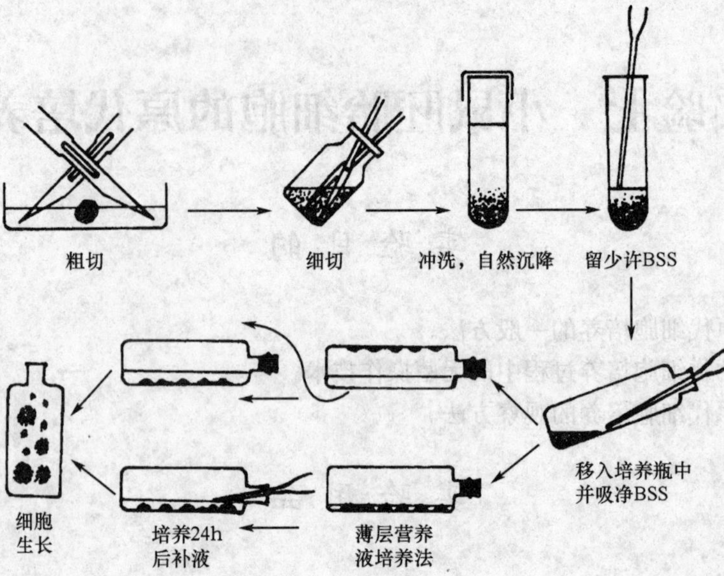

图 7-1　组织块培养法示意图

（二）实验方法与步骤

1. 取材　用颈椎脱臼法处死妊娠 10～14d 的母鼠，然后将其浸入盛有 75％乙醇的烧杯中 5s，取出后放入消毒的解剖盘中，用手术剪和手术镊在母鼠躯干中部环形切开皮肤，并将两侧皮肤分别拉向头尾暴露躯干。然后用眼科剪、眼科镊切开动物腹肌和腹膜，取出含有胚胎的两侧子宫放入 60 mm 培养皿中。剖开子宫体取出胚胎，在 Hanks 液内洗去血液、羊水及胎膜等杂物后放入另一培养皿。

2. 剪切　去除胎儿头、尾及内脏，只留下胎儿四肢及躯干部分，在 Hanks 液内洗 2～3 次，去除血污后放入 60 mm 培养皿或青霉素小瓶内，用另一套眼科剪和眼科镊反复将小鼠胎儿剪切成 $1mm^3$ 的小块。

3. 接种　用弯头吸管吸取若干组织小块，将其接种到培养瓶底部，小块距离以 5mm 为宜，25ml 的培养瓶可接种 20～30 个组织块。

4. 培养　组织块放置好后，吸净培养瓶内的培养液，轻轻将培养瓶翻转，令接种组织块的瓶底向上。注意翻转瓶时勿让组织块流动，盖好瓶盖，将培养瓶放置于 5％ CO_2 细胞培养箱内，37℃培养 2～4h，使组织块微干并黏着在培养瓶底部。

从培养箱中取出培养瓶，让瓶底向上从瓶底角部加入约 1ml DMEM＋10％～20％胎牛血清（FBS）＋抗生素的培养液；然后缓慢翻转培养瓶，让培养液慢慢覆盖附着于培养瓶底部的组织小块，置培养箱中培养。待细胞从组织块游出数量较多时，再补加培养液至 3ml。

在翻转培养瓶和加液过程中，严禁动作过快产生冲力，使黏附的组织块漂起而造成原代培养失败。若组织块不易贴壁，可预先在瓶壁涂上薄层血清、胎汁或鼠尾胶原等。

二、消化培养法

（一）实验原理

消化培养法是用特定的酶将组织消化分散，去除妨碍细胞生长的细胞间质包括基质和纤维等，使细胞分散，易于从外界吸收氧分和排出代谢产物，可以很快得到大量活细胞，经接种后细胞可在短时间内生长成片。本方法适用于培养大量组织，原代细胞产量高，但采用消化法进行原代培养时生长出的细胞较复杂，细胞常出现混杂生长，对以后的分离纯化增加难度；且操作较繁琐、易污染。

（二）实验方法与步骤

1. 取材与剪切同组织块培养法。

2. 将剪切后的组织小块移入 10ml 离心管内，加入 2ml 0.25%胰蛋白酶（含 0.02% EDTA）消化液，室温下消化 15～20min。期间用吸管吹打数次，并随时吸取少量消化液在显微镜下观察，如发现组织已分散成细胞团或单个细胞，则立即加入 8ml 含 5%FBS 的 Hanks 液终止消化。

3. 用吸管反复吹打组织块，分散细胞，用 100μm 不锈钢网筛过滤，收取滤出液，1000r/min 离心 5min，弃上清液。

4. 用 Hanks 液重悬细胞，以 1000r/min 离心 5min 后弃上清；如此重复漂洗两次，以去除细胞悬液中的细胞碎片等。

5. 用 2ml DMEM（含 10% FBS）培养液悬浮细胞，计数并稀释细胞浓度至（1～5）×10^6个/ml，每个培养瓶加细胞悬液 2.5 ml，使细胞数＜1×10^5个/cm^2。置入 CO_2 细胞培养箱中，37℃静置培养 24 h 后更换培养液。之后每隔 3d 换液一次。

注意事项

1. 组织块接种 1～3d 后，由于游出细胞数很少，组织块的粘贴不牢固，在观察和移动过程中要注意动作轻巧，尽量不要引起液体的振荡而产生对组织块的冲击力使其漂起。培养 3～5d 后，需换液一次，去除漂浮的组织块和残留的血细胞，因为漂浮的组织块和细胞碎片含有毒物质，会影响原代细胞的生长。

2. 消化培养法效率较高，可得到大量的原代细胞用于培养，但操作步骤较多，操作时要特别注意，以防微生物污染而导致培养失败。

3. 对于不同的组织需用不同的消化方法，一般而言，胚胎类软组织用胰蛋白酶或 EDTA 即可得到理想的消化效果，而对于成体组织由于存在大量的细胞外基质，需用Ⅰ型或Ⅳ型胶原酶，有时配合使用透明质酸酶会加速消化过程。

4. 在组织消化过程中要随时取样进行观察，发现组织已分散成细胞团或单个细胞时应立即终止消化，以免消化过度影响细胞的贴壁生长。

5. 细胞接种浓度不宜过大，否则会影响细胞贴壁和细胞生长。

作业与思考

1. 比较组织块培养法和消化培养法获得原代细胞的效果和优缺点。

2. 观察和记录原代细胞的形态、培养细胞的贴壁时间、增殖时间以及完全汇合时间。

3. 组织小块消化后，出现上清液清亮，液体中有线形絮状物，分析产生这种情况的原因，采取何种补救措施可获得较多的细胞？

4. 观察原代细胞培养中的细胞类型，并根据以往的知识初步分析哪类细胞属于成纤维样细胞，哪类细胞属于上皮样细胞？

【附】 试剂配制

1. Hanks 液　无水 $CaCl_2$ 0.14g、KCl 0.40g、KH_2PO_4 0.06g、$MgCl_2 \cdot 6H_2O$ 0.10g、$MgSO_4 \cdot 7H_2O$ 0.10g、NaCl 8.0g、$NaHCO_3$ 0.35g、$Na_2HPO_4 \cdot 7H_2O$ 0.09g、D-葡萄糖 1.0g、酚红(0.1%)1ml。

(1) 将 $CaCl_2$ 另溶解于 100ml 蒸馏水中。

(2) 依次加入其他试剂至 700ml 蒸馏水中，溶解后再与 $CaCl_2$ 溶液一起定容至 1000ml。

(3) 10 磅，高压灭菌 10min。

2. D-Hanks 液　KCl 0.40g、KH_2PO_4 0.06g、NaCl 8.0g、$NaHCO_3$ 0.35g、$Na_2HPO_4 \cdot 12H_2O$ 0.132g、D-葡萄糖 1.0g、酚红(0.1%)1ml。

(1) 依次加入上述试剂至 800ml 蒸馏水中，溶解后定容至 1000ml。

(2) 10 磅，高压灭菌 10min。4℃保存备用。

3. DMEM 培养液(含 10%FBS 和抗生素)

(1) 取 DMEM 培养基干粉 9.96g，加入 15～30℃的三蒸水至 1000ml，用磁力搅拌一定时间(2～4h)使之充分溶解。

(2) 加入一定量 $NaHCO_3$ 调节 pH 至 7.2。

(3) 在超净台中对溶液进行过滤除菌，分装入 250ml 玻璃瓶中，用翻帽塞塞紧瓶口。4℃冰箱贮存。

(4) 将 DMEM 培养液与胎牛血清(FBS)按 9∶1 配制成生长培养基。

(5) 按 1%的体积份数加入双抗贮存液(青霉素＋链霉素)，使青霉素终浓度为 100U/ml、链霉素终浓度为 100μg/ml。

4. 0.25%胰蛋白酶＋0.02%乙二胺四乙酸(EDTA)消化液

(1) 称取胰蛋白酶粉末 0.25g 于研磨器中(夏天研磨器应放在冰浴中)，加入少量 D-Hanks 液研磨 1000 次左右，调制成糊状。再加入 4℃预冷的 D-Hanks 液至 100ml，使胰蛋白酶浓度达到 0.25%，4℃下磁力搅拌使完全溶解。

(2) 用 $NaHCO_3$ 干粉将胰酶溶液的 pH 调至 8.0 左右(胰酶作用的最适 pH)，并加入等量 0.02%EDTA(pH7.4)以协助消化作用。

(3) 过滤除菌，－20℃冻存。

(许　勇)

实验八　动物细胞的传代培养及冻存复苏

实 验 目 的

1. 了解细胞传代培养的方法和步骤。
2. 掌握培养过程中的无菌操作技术。
3. 了解细胞冻存和复苏的方法。

实 验 用 品

一、器材

超净工作台、倒置显微镜、CO_2细胞培养箱、离心机、高压消毒锅、电热干燥箱、电子天平、液氮罐、眼科剪、手术剪、手术镊、长镊(20cm 以上)、酒精灯、吸管(弯头和直头)、25ml 卡氏培养瓶、培养皿、100ml 烧杯、10ml 离心管、计数板、手动计数器、2.5ml 细胞冻存管、带盖搪瓷罐或带盖不锈钢杯、记号笔、3 层纱布小袋。

二、材料

80%或接近汇合的小鼠胚胎细胞 1～2 瓶。

三、试剂

Hanks 液、D-Hanks 液、0.25%胰蛋白酶＋0.02%乙二胺四乙酸(EDTA)消化液、DMEM 培养液(含 10%FBS 和抗生素)、Hanks 液＋20%FBS＋10%DMSO(或甘油)冻存液、0.1%台盼蓝染液。

实 验 内 容

一、细胞的传代培养

(一) 实验原理

原代细胞培养后由于细胞游出数量增加和细胞的增殖,使单层培养细胞相互汇合,整个瓶底逐渐被细胞覆盖。这时需要进行分离培养,否则细胞会因生存空间不足或密度过大,营养不足而引起细胞衰老,停止生长甚至死亡。为了维持细胞的存活和生长,必须进行再培养,即将原代培养瓶中的细胞分离、稀释、接种到生长空间更大的新培养瓶内继续扩大培养,这个过程称为传代,进行一次分离再培养称为传一代。

不同细胞传代培养的方法不同。悬浮生长的细胞可采用直接或离心分离后传代,或自然沉降法吸除上清后再吹打传代。贴壁生长的细胞用消化法传代，部分贴壁生长的细胞用直接吹打即可传代。

贴壁生长细胞传代培养时常用胰蛋白酶消化，它可以破坏细胞与细胞、细胞与培养瓶之间的连接，从而使它们间的连接减弱或完全消失，经胰蛋白酶处理后的贴壁细胞在外力(如吹打)的作用下可以分散成单个细胞，再经稀释和接种后就可以为细胞生长提供足够的营养和空间，达到细胞传代培养的目的。

(二) 实验方法和步骤

细胞传代培养流程见图 8-1。

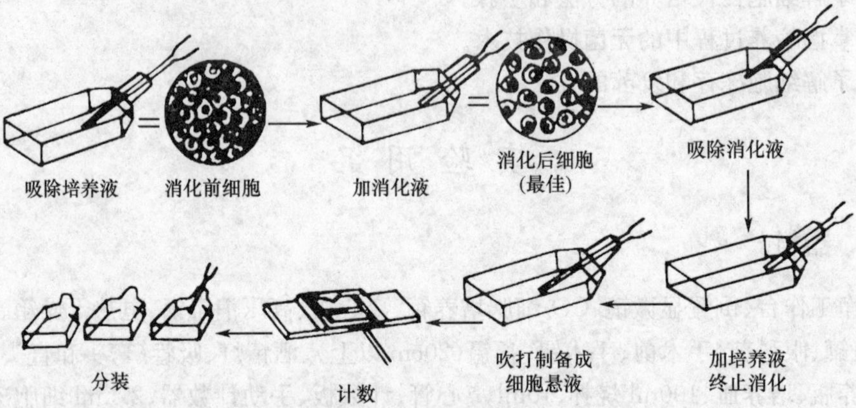

图 8-1 贴壁细胞消化传代培养操作步骤

1. 取 80%或接近汇合的培养细胞(图 8-2)，使培养瓶的细胞面向上，将培养液倒入污物缸内(或用吸管吸出培养液)，用 2 ml Hanks 液清洗一次。

2. 向培养瓶内加入胰蛋白酶和 EDTA 混合液 2ml。

3. 室温下将培养瓶置于倒置显微镜下观察，当发现细胞质回缩，细胞之间相互接触松散、间隙增大出现蜘蛛网状结构(图 8-3)时，立即将培养瓶直立终止消化(约需 3min)。用肉眼观察可见培养瓶的细胞面出现类似水汽的一层结构，这是因为细胞被消化后部分细胞回缩，细胞间出现间隙，有细胞的地方透光性降低，无细胞的地方透光性增加，使得细胞面透光不均匀，产生水汽样结构。

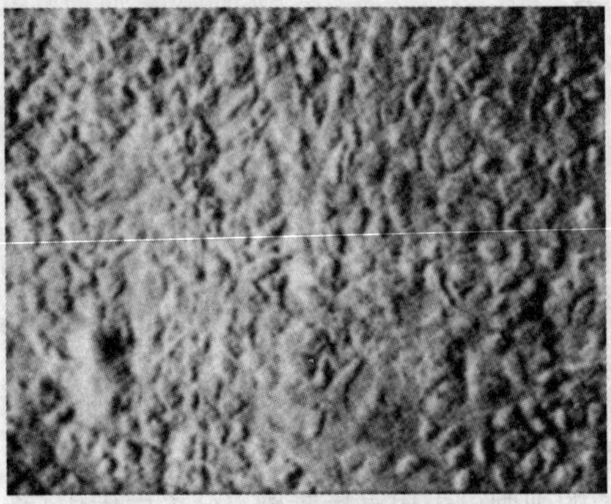

图 8-2 原代培养的小鼠胚胎细胞

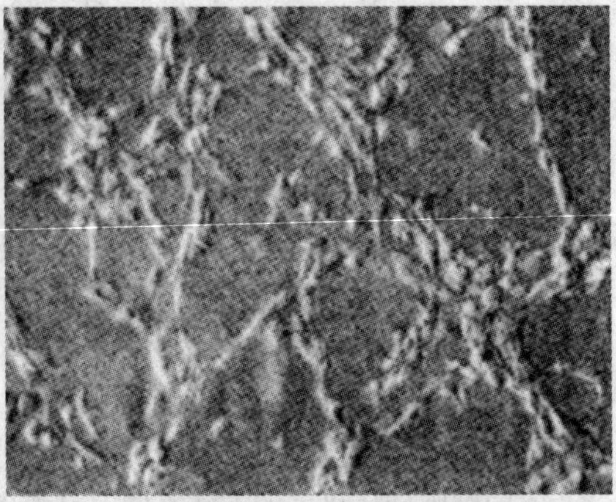

图 8-3 胰酶消化后出现的蜘蛛网状结构

4. 去除消化液，向瓶内加入 Hanks 液 3ml，轻轻转动培养瓶，把残余消化液冲掉（注意加 Hanks 液冲洗细胞时动作要轻，以免把已松动的细胞冲掉）。

5. 加培养液 5ml，用吸管吸取培养液轻轻反复吹打瓶壁细胞，使之从瓶壁脱离形成细胞悬液（图 8-4）。吹打勿用力过猛，以免损伤细胞。

6. 把细胞悬液分成 4 等份接种于 4 个培养瓶中，各瓶加培养液至 3 ml，置入培养箱中培养。每隔 3 天换液一次，并注意观察细胞传代培养后的形态变化。

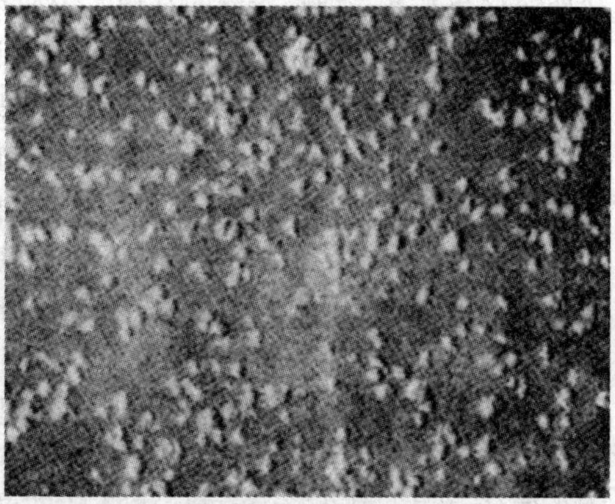
图 8-4　吹打后分散的单细胞

注意事项

原代培养细胞的首次传代很重要，是建立细胞系的关键。首次传代一般要注意以下几点：

1. 细胞没有生长到足以覆盖瓶底壁的大部分表面以前，不要急于传代。把握好传代时机，在细胞生长到 80%～90%汇合时传代最好，过早传代细胞产量少，过晚传代细胞健康状态不佳。

2. 原代培养时细胞多为混杂生长，上皮样细胞和成纤维样细胞并存的情况多见，传代时不同的细胞有不同的消化时间，因而要根据需要注意观察及时处理，并可根据不同细胞对胰蛋白酶的不同耐受时间而分离和纯化所需要的细胞。另外，早期传代的培养细胞较已经建立细胞系的培养细胞消化时间相对较长。吹打细胞时动作要轻巧，尽可能减少对细胞的损伤。

3. 各种细胞对消化的反应不同，有的敏感，有的迟钝。因此应根据所用细胞特点制定适宜的消化措施。有的细胞附着瓶壁不牢，用吸管可从瓶壁上直接吹下来，但这样容易损伤细胞，导致细胞大片脱落，不易计数。因此，应尽可能采用消化法分散细胞为妥。消化传代良好时，细胞受损害少，细胞悬液均匀，各分装样品中数量误差小，细胞生长增殖速度一致，实验结果可靠性大。

4. 消化液浓度要适宜，过浓时消化作用强烈，细胞反应快，所需消化时间短，掌握不好，细胞易流失。用胰蛋白酶与 EDTA 混合液进行细胞消化时，要用 Hanks 液充分洗涤细胞以去除 EDTA，因为 EDTA 的残留会影响细胞的贴壁生长。

二、细胞的冻存和复苏

（一）实验原理

许多细胞为有限细胞系，体外传代到一定代数后就不可避免地发生衰老和凋亡，需要及时冻存细胞，以达到维持和保存细胞系的目的。细胞复苏是与细胞冻存相配套的技术，所有冻存的细胞只有在解冻复苏后进行传代培养才可以维持细胞系。因此，细胞的冷冻保存与复苏是细胞培养的常规工作和必须掌握的基本技术。

细胞若不加低温保护剂而直接进行冻存时，细胞内外环境中的水会形成冰晶，导致细胞发生机械损伤、电解质升高、渗透压改变、脱水、pH 改变、蛋白质变性等一系列变化，最终导致细胞死亡。但向培养液中加入甘油或二甲亚砜(DMSO)等冷冻保护剂后，由于它们对细胞无明显毒性，分子质量小，溶解度大，易穿透细胞，可使冰点降低，提高细胞膜对水的通透性。在缓慢的冻结条件下，能使细胞内水分在冻结前透出细胞外，在胞外形成冰晶，提高细胞内的电解质浓度，减少细胞内冰晶的形成，从而减少由于冰晶形成造成的细胞损伤。由于液氮温度极低(－196℃)，储存在液氮中的细胞代谢活动停止，理论上可以做无限期的保存，是细胞长期储存的理想方法。

复苏细胞与冻存细胞的要求相反，应采用快速融化的手段。这样可保证细胞外结晶在很短的时间内融化，使之迅速通过最易受损的－5～0℃，避免由于缓慢融化使水分渗入细胞内形成细胞内再结晶对细胞造成损害。

（二）实验方法和步骤

1. 收集细胞　选对数生长期小鼠胚胎细胞，用 0.25%胰蛋白酶＋0.02%EDTA 消化液消化，细胞悬液于 1000 r/min 离心 5 min，弃上清液，用 Hanks 液清洗细胞 1～2 次。

2. 稀释　用配制好的 Hanks 液＋20%FBS＋10%DMSO(或甘油)细胞冻存液稀释细胞，用吸管轻轻吹打重悬细胞使之充分混匀，调整细胞浓度为$(5\sim10)\times10^{6}$/ml(如 1 瓶细胞数量不足则用 2 瓶或更多瓶细胞)。

3. 分装　将细胞悬液分装于 2.5ml 无菌细胞冻存管内，每管加入细胞悬液约 2.3 ml，拧紧冻存管螺帽，并在冻存管壁上做好记录。

4. 冻存　标准的冻存程序为降温速率－1～－2℃/min；当温度达－25℃以下时，可增至－5～－10℃/min；到－100℃时，则可迅速浸入液氮中。要适当掌握降温速度，过快会影响细胞内水分渗出，太慢则促进冰晶形成。各种细胞对冻存的耐受性不同，一般来讲上皮细胞和成纤维细胞耐受性大，骨髓细胞较差。要精确控制冷冻速度需要细胞冻存器，无此设备一般可以采用以下冻存方法来控制冷冻速率。

方法一：将细胞冻存管放入塑料小盒或泡沫小盒中，然后将小盒放入－70℃冰箱中，3h 后取出小盒，将细胞冻存管放入纱布小袋中，并放入液氮罐，在液氮表面上停留 30min 后直接投入液氮中。

方法二：将细胞冻存管放入塑料小盒或泡沫小盒中，将小盒放入－20℃冰箱中，待冷冻液完全结冰后(约需 3h)取出小盒内的细胞冻存管，放入纱布小袋中，然后投入液氮罐的液氮蒸气中，逐渐下降到液氮表面(30～40min)，停留 30min 后投入液氮中。

方法三：将细胞冻存管装入纱布小袋中，从液氮罐口缓慢放入，按－1℃/min 的降温速度，在 30～40min 时间内使其到达液氮表面，再停留 30min 后投入液氮中。

5. 解冻　用长镊从液氮灌中取出细胞冻存管，立即投入盛有 38℃温水的搪瓷罐或不锈钢杯内，盖上盖并不时摇动。

6. 洗涤　从 37℃水浴中取出冻存管，用乙醇或乙醇棉球消毒冻存管后，打开螺帽，用吸管吸出细胞悬液，注入离心管并立即加入 5 倍以上 Hanks 液，混匀后 1000r/min 离心 5 min，弃上清液，重复用 Hanks 液或培养液重悬细胞，漂洗、离心 2 次。

7. 接种　加入培养液适当稀释，调整细胞浓度到 5×10^5/ml，以每瓶 3 ml 接种到 25 ml 培养瓶中，置 37℃、5%CO_2的细胞培养箱中培养，次日更换一次培养液，继续培养。根据细胞生长情况及时传代。

8. 冷冻效果评价　用前面学习过的细胞活性检查方法，用台盼蓝染色复苏后的细胞，记录活细胞所占比例。

注意事项

1. 冻存操作和添加液氮时特别要注意戴保护眼镜和手套，以免液氮伤人，切勿用裸手直接接触液氮，以免冻伤。

2. 塑料冻存管的管间胶圈易破，使用前一定要仔细检查，冻存细胞时塑料冻存管一定要拧紧，以免解冻时空气突然膨胀引起爆炸和解冻时发生污染。

3. 液氮量要定期检查，在发现液氮挥发 1/2 时要及时补充。

4. 细胞冻存后，留在液氮罐外的系线要做好标记并做到沿着罐口顺序摆放，以免相互缠绕拿取不便。细胞在液氮中储存时间理论上是无限的，但为妥善起见，对未被冻存过的细胞在首次冻存后要在短期内复苏一次，观察细胞对冻存的适应性。已建系的细胞最好每年取一支复苏一次后，再继续冻存。

5. 可用 1000 ml 烧杯代替带盖搪瓷罐或带盖不锈钢杯，但此时应特别注意，防止冻存管爆炸，以免发生意外。

作业与思考

1. 肉眼观察细胞消化时培养瓶底部的变化，并与显微镜下细胞的变化相比较，分析出现这种变化的原因。

2. 观察细胞传代培养不同时间后细胞形态变化，与原代培养细胞进行比较。

3. 消化细胞的目的是什么？

4. 细胞传代培养和细胞分裂之间有何联系？细胞传代培养一次是细胞分裂一次吗？

5. 冷冻过程中为什么要用慢速冷冻，而不采用直接将细胞放入液氮中的超速冷冻方法？

6. 在细胞复苏时，融化的细胞悬液为什么需要用 5 倍以上 Hanks 液或培养液稀释后才离心？

【附】　试剂配制

1. 细胞冻存液　Hanks 液、20%FBS、10%DMSO(或甘油)按 7：2：1 配制而成。

2. 0.1%台盼蓝染液　将台盼蓝(trypan blue)粉 0.1g 溶于 100 ml 生理盐水中，加热使之完全溶解，用滤纸过滤除渣，装入瓶内室温保存。

（许　勇）

实验九 细胞融合

实验目的

1. 了解 PEG 诱导鸡血细胞融合的原理。
2. 初步掌握细胞融合技术及融合率的计算方法。

实验用品

一、器材

显微镜、恒温水浴箱、离心机、电子天平、刻度离心管、试管、试管夹、酒精灯、量筒、吸管、载玻片、盖玻片、注射器、烧杯。

二、材料

成年健康公鸡。

三、试剂

肝素钠、Alsever 液、0.85%生理盐水、Hanks 液、聚乙二醇(PEG，MV＝4000)、0.2%次甲基蓝染液。

实验内容

一、实验原理

细胞融合(cell fusion)又称细胞杂交(cell hybridization)，是两个或多个细胞合并形成一个双核或多核细胞的过程。用人工方法诱导细胞融合是 20 世纪 60 年代发展起来的新兴技术，发展速度非常快，应用范围极为广泛，已成为研究细胞遗传、细胞免疫、肿瘤及生物新品种培育的重要手段。

诱导细胞融合的方法主要有用灭活仙台病毒(Sendai virus)、聚乙二醇(Polyethyleneglycol，PEG)和电脉冲法。目前应用最广泛的是 PEG，因为 PEG 易得、简便，且融合效果好。PEG 可借氢键与 H_2O 结合，高浓度的 PEG 溶液易使细胞脱水而发生质膜结构变化，导致细胞融合。

二、实验方法与步骤

（一）10%鸡血细胞的制备

1. 用肝素钠处理后的注射器，在公鸡翼下抽取 2ml 静脉血，加入盛有 8ml Alsever 液的试管中，使血液：Alsever 液的比例为 1：4，混匀后可在冰箱中存放一周。

2. 取鸡血细胞悬液 1ml 到 10ml 离心管，加入 9ml 0.85%生理盐水混匀，1000r/min 离心 5min，弃上清液，再按照上述条件离心洗涤 2 次。

3. 收集沉淀细胞，加入 8～10ml Hanks 液配制成 10%的鸡血细胞悬液。

（二）50% PEG 溶液的制备

取一定量的 PEG(MV=4000)放入刻度离心管内，用试管夹夹住，在酒精灯上加热，使其熔化，待冷至 50～60℃时，加入预热的等体积 Hanks 液混匀，置 37℃水浴箱中保温待用。

（三）细胞融合

1. 取 10%的鸡血细胞悬液 1ml 放入离心管中，加入 5ml Hanks 液混匀，1000 r/min 离心 5min，小心弃上清；加入 8～10ml Hanks 液再次悬浮细胞，离心洗涤一次，弃上清液后将离心管倒置于滤纸上，尽量流尽剩余液体。用手指轻弹离心管底壁，使细胞团块松散。

2. 取 50% PEG 0.5 ml，在 1min 内逐滴加入到离心管中，边加边轻轻摇动混匀，将 PEG 全部加入后静置 1～2min(此过程要在 37℃水浴中进行)。

3. 缓慢加入 9ml Hanks 液，轻轻吹打混匀，在 37℃水浴中静置 5min。

4. 离心弃上清液，加入 2～3ml Hanks 液，在 37℃水浴中温育 20～30min。

（四）制片及观察

分别温育 5min、10min、20min、30min 后，取细胞悬液一滴制成临时装片，以 0.2%次甲基蓝染液染色，在显微镜下观察细胞融合的不同阶段，通常将融合过程分为五个阶段：

1. 两个细胞的细胞膜相互接触、粘连。

2. 相接触的两细胞膜破口粘合，形成细胞膜通道。

3. 两细胞的细胞质相通，形成细胞质通道。

4. 通道扩大，两细胞连成一体。

5. 细胞融合完成，形成一个含有两个核的圆形细胞。

上述阶段可在不同时间的临时装片上观察到。

对视野内发生融合的细胞核及所有的细胞核进行计数，计算融合率。融合率指在显微镜下已发生融合细胞的细胞核数目与视野内所有细胞(包括融合细胞和未融合细胞)的细胞核总数之比，融合率通常以百分率表示。要进行多个视野测定，求平均融合率更为准确。

$$融合率=\frac{融合细胞核数}{总细胞核数}\times 100\%$$

注意事项

1. 在离心管中加 PEG 之前，一定要将离心管倒置滤纸上，流尽剩余液体，否则残留液会改变 PEG 的浓度。

2. 滴加 50% PEG 时要在 37℃水浴中进行，应缓慢逐滴加入，而且每加一滴应轻弹试管底部，滴加完毕后用吸管充分混合均匀。

作业与思考

1. 影响细胞融合的因素有哪些？

2. 你测定的细胞融合率是多少？

【附】 试剂配制

1. Alsever 溶液　葡萄糖 2.05g、柠檬酸钠 0.80g、NaCl 0.42g 溶于 80 ml 三蒸水中，然后定容至 100 ml。

2. 0.2%次甲基蓝染液　次甲基蓝(Methyene blue)0.2g 溶于 100 ml 三蒸水中。

（宋桂芹）

实验十　早熟染色体凝集的诱导及观察

实 验 目 的

1. 了解 MPF 的作用和早熟染色体凝集的诱导原理。
2. 熟悉细胞周期中染色质周期变化的规律。

实 验 用 品

一、器材

水浴箱、普通离心机、显微镜、10ml 离心管、吸管、冰冻载玻片、盖玻片、酒精灯、试管架、染色盘、滤纸。

二、材料

HeLa 细胞或 CHO 细胞。

三、试剂

聚乙二醇(PEG，MV＝4000)、Hanks 液、RPMI1640 培养液(含 10％灭活小牛血清和不含血清两种)、10μg/ml 秋水仙碱、0.25％胰蛋白酶、0.075mol/L KCl 低渗液、Carnoy 固定液、Giemsa 染液。

实 验 内 容

一、实验原理

自 1970 年 Johnson 和 Rao 在以灭活的仙台病毒介导的融合细胞中发现早熟凝集染色体(premature chromosome condensation ，PCC)以来，已有大量实验证明，PCC 的形态清楚地反映了细胞融合时它们在细胞周期中所处的阶段以及染色质在周期中所处不同阶段的状态。

PCC 是在细胞融合和染色体技术基础上建立起来的一种新技术，PCC 技术就是让 M 期细胞与间期细胞融合。由于在 M 期细胞内含有促进染色体凝集的物质——成熟促进因子(maturation promoting factor ，MPF)，MPF 能诱导间期细胞的染色质提前凝集形成早熟凝集染色体或称为 PC 染色体(简称 PCC)。M 期细胞能与间期不同时期的细胞融合，诱导产生 PCC，所以有三种不同形态特点的 PCC（G_1-PCC、S-PCC 和 G_2-PCC）。

目前 PCC 技术的应用很广泛，PCC 技术可用于间期细胞染色质结构的动态分析，可用于研究环境中有毒有害的理化因素对靶细胞间期染色体损伤效应，可用于临床对白血病患者化疗效果和预后的检测，可用于细胞遗传学水平上制备高分辨染色体带谱等。

二、实验方法与步骤

（一）M 期细胞的制备

在培养至对数生长期的 HeLa 细胞或 CHO 细胞培养液中加入终浓度为 0.05μg/ml 秋水仙碱，继续培养 3～4h，将大量细胞阻断于 M 期。取一瓶经上述处理的细胞，倾去培养液加入 5ml Hank 液，平行反复振摇培养瓶，使瓶中液体不断冲刷细胞层或用吸管在瓶内吸取 Hanks 液反复冲刷细胞层，因 M 期细胞变成球形，与瓶壁的接触面减少，容易脱离瓶壁而悬浮于 Hanks 液里。将含有 M 期细胞的 Hanks 液移入离心管中，计数备用。

（二）间期细胞的制备

采用收集过 M 期细胞的贴壁细胞或另取一瓶对数生长的 HeLa 细胞或 CHO 细胞，用 0.25%胰蛋白酶消化后，加入 5ml Hanks 液吹打成单细胞悬液，计数备用。

（三）细胞融合

1. 取 M 期和间期细胞按 1∶1（约 10^6 个细胞）混合于离心管中，以 800 r/min 离心 5～8min，弃上清液。再加入无血清 RPMI1640 液离心洗涤一次，弃上清液，将离心管倒置在滤纸上吸尽残液。

2. 用手指轻弹离心管底壁使细胞团分散，然后在 37℃水浴中逐滴加入 0.5～1ml 50%PEG 溶液（制备方法同实验九），边加边轻轻振荡，整个过程约在 60～90s 内完成。迅速加入 8～10ml 无血清 RPMI1640 培养液稀释以终止 PEG 的作用，37℃水浴中继续静置 5～10min，离心弃上清液。再用无血清 RPMI1640 培养液洗涤离心 1～2 次，充分去除 PEG。

3. 在沉淀细胞中加入 3～4ml 含 10%小牛血清的 RPMI1640 培养液，轻轻吹打使细胞均匀悬浮，37℃温育 45～60min，离心弃上清液。

4. 用手指轻弹离心管使细胞分散，加入 8ml 0.075 mol/L KCl 低渗液，37℃处理 20min 左右，再加入 1ml Carnoy 固定液，混匀，然后离心弃上清液。再加入 8ml 固定液混匀，静置 20min 离心，按常规染色体制片法滴片，Giemsa 染色 12min，流水冲洗，晾干后镜检。

三、实验结果观察

在低倍镜下可见标本片上有未融合的单个间期细胞、融合的双核或多核的间期细胞，未融合的单个 M 期细胞（具典型中期染色体）以及 M 期和间期随机融合而诱导产生的不同形态的 PCC 细胞。观察 M 期与不同时相间期细胞融合诱导产生的各期 PCC（图 10-1）。

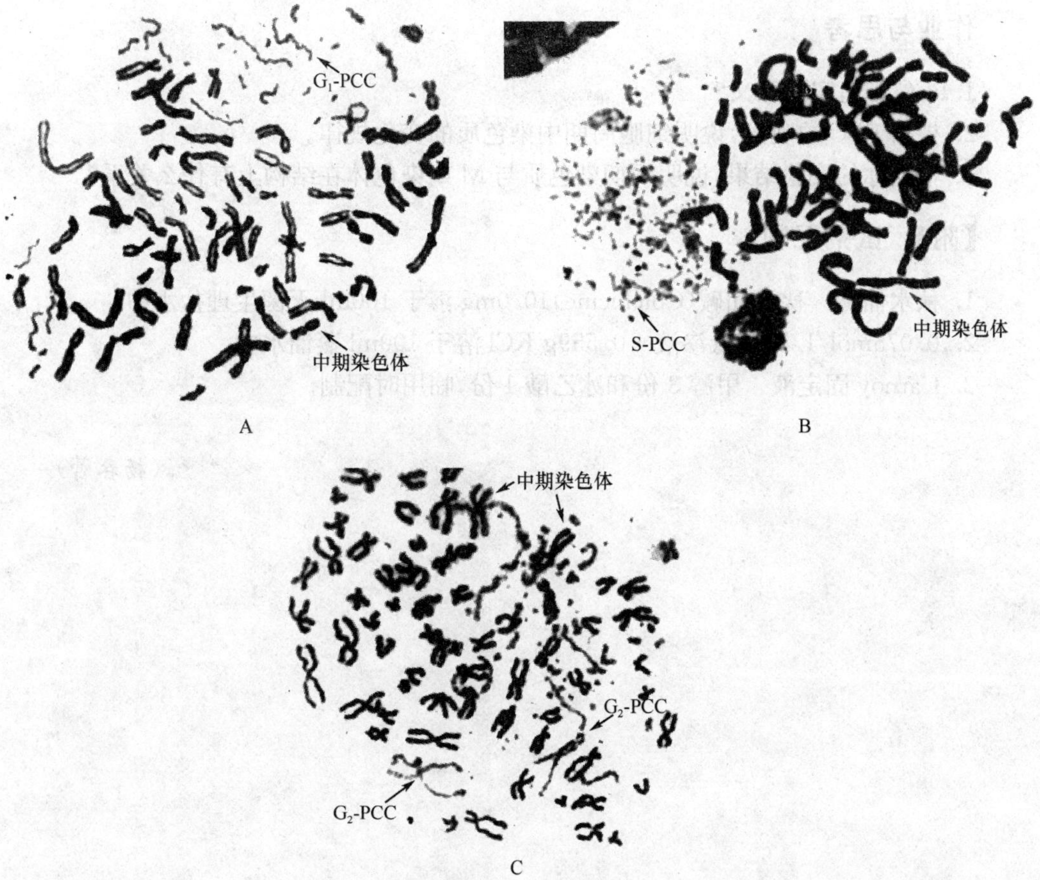

图 10-1　分裂期细胞及其细胞融合诱导的 PCC

（一）G_1 期 PCC

G_1 期 DNA 尚未复制，染色体由单条染色单体组成。随着染色体解螺旋的发展，染色体逐渐变长，纤细化。G_1 晚期为细长而着色浅的单股染色体，呈现出蓬松的线团状（图 10-1A）。

（二）S 期 PCC

S 期正在进行 DNA 复制，在光镜下只能看到尚未解螺旋或复制后又凝集的染色质，染色较深，故呈现出程度不一的粉末状或颗粒状（图 10-1B）。

（三）G_2 期 PCC

G_2 期 DNA 复制已完成，每条染色体由两条染色单体组成，随螺旋化的发展，染色体逐渐增粗变短，但较中期染色体长（图 10-1C）。

以上现象反映了细胞周期中间期的染色质和 M 期的染色体在结构上是连续的，是同一种物质在不同时期的两种表现形式。在细胞周期中发生由 G_1 期单线状结构经 S 期复制进入 G_2 期形成双线结构，到 M 期高度螺旋化凝集成典型的染色体。通过均等分裂，使子细胞得到每条染色体中的一条单体，之后解螺旋成 G_1 期的单线结构。

作业与思考

1. PCC有何实际意义？
2. 根据PCC的观察，说明细胞周期中染色质的变化规律。
3. 根据你的实验结果，说明间期染色质与M期染色体在结构上有什么关系？

【附】 试剂配制

1. 秋水仙碱　秋水仙碱(Colchicine)10.0mg溶于100ml灭菌生理盐水中。
2. 0.075mol/L KCl低渗液　0.559g KCl溶于100ml蒸馏水中。
3. Carnoy固定液　甲醇3份和冰乙酸1份，临用时配制。

（杨春蕾）

实验十一　有丝分裂标本的制备与观察

实 验 目 的

1. 熟悉动植物细胞有丝分裂的基本过程，掌握分裂各期的主要形态特征。
2. 了解植物细胞有丝分裂标本临时压片技术。

实 验 用 品

一、器材

显微镜、烧杯、手术剪、镊子、载玻片、盖玻片、吸水纸、培养皿。

二、材料

洋葱根尖、洋葱根尖纵切片、马蛔虫子宫切片。

三、试剂

Carnoy 固定液、70%乙醇、1mol/L 盐酸、改良苯酚染液。

实 验 内 容

一、实验原理

有丝分裂(mitosis)是高等生物体细胞增殖的主要方式，包括核分裂和胞质分裂。根据细胞核染色体的动态变化可将分裂过程分为前期、中期、后期及末期。洋葱根尖组织细胞分裂旺盛，取材方便，标本制备也较简便，是观察植物细胞有丝分裂的适宜材料。马蛔虫受精卵细胞分裂也很旺盛，染色体数目少，易于观察计数，是观察动物细胞有丝分裂过程的理想材料。

二、洋葱根尖临时标本制备与观察

(一) 洋葱根尖临时标本制备

1. 取材　用水培养洋葱使其生根，当根生长至 1～2cm 长度时，选择粗壮、色白的根尖剪取游离端约 0.5cm 长。取材最佳时间在上午 11 时左右。

2. 固定　将剪下的根尖立即放入 Carnoy 固定液中固定 2～3h。如暂不制片，可将固定后的材料放入70%的乙醇中，4℃冰箱保存。

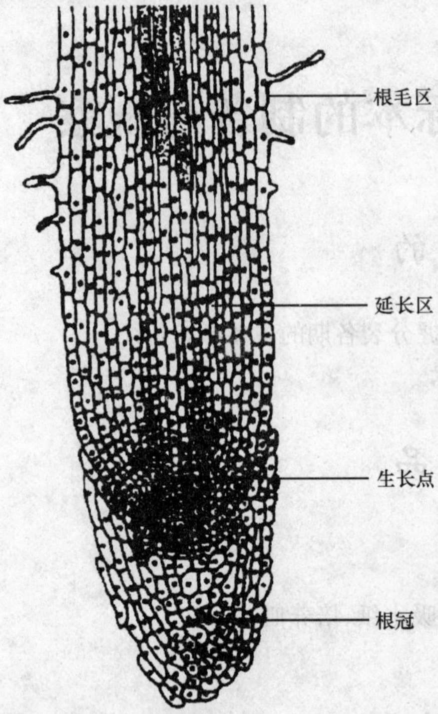

图11-1 洋葱根尖纵切片(示生长点)

3. 解离 取出固定好的根尖，放入1mol/L的HCl中解离10～15min，水洗3次。

4. 染色 将以上处理的根尖放在滴有改良苯酚染液的载玻片上，用镊子轻轻将根尖捣碎，染色后盖上盖玻片。

5. 压片 吸水纸放在盖玻片上，用拇指轻轻在吸水纸上对准根尖部位稍用力压，或用铅笔橡皮头对准轻敲，使根尖细胞分散均匀。低倍镜下观察处于分裂期的典型细胞，再换高倍镜下观察。

(二) 洋葱根尖纵切片标本的观察

取洋葱根尖切片标本，先在低倍镜(10×)下找到生长点，生长点的细胞排列紧密，分裂旺盛，一般呈正方形(图11-1)，这一区域内可以观察到处于不同分裂时期细胞的形态特征。选择不同时期的典型细胞移至视野中央，转换高倍镜进一步观察。

间期(interphase)：细胞核呈圆球形或卵圆形，着色较深，细胞壁、细胞质和细胞核均清晰可辨(图11-2)。一般可见1～2个明显的核仁，细胞核内染色质均匀分布。

前期(prophase)：细胞核膨大，核内染色质开始凝集缩短变粗成为细丝状染色丝，缠绕成团，核膜和核仁逐渐崩解(图11-2)。前期结束时，核膜、核仁完全消失。

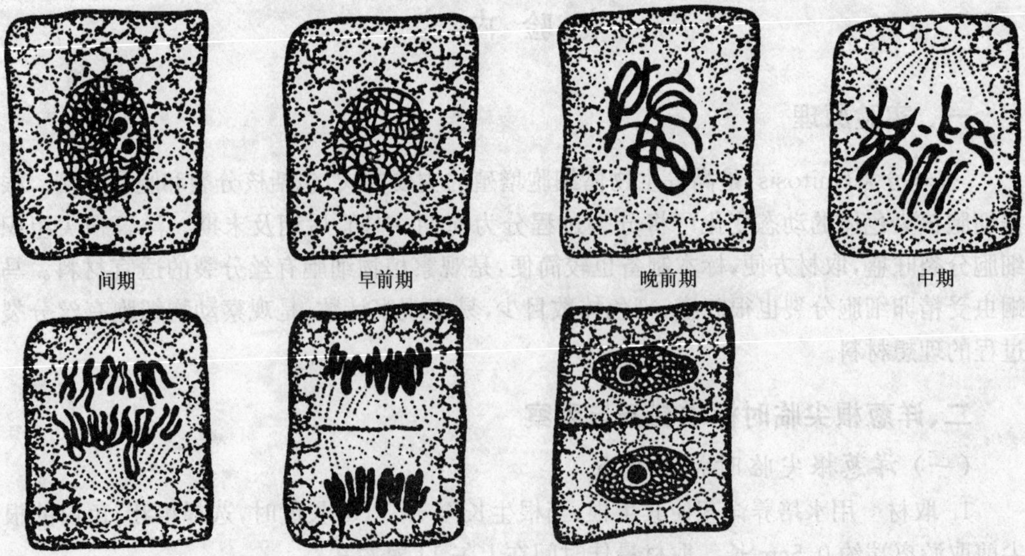

图11-2 洋葱根尖细胞有丝分裂过程

中期(metaphase):染色体向细胞中央运动,并排列于赤道板上。此期染色体的凝集程度最大,最为粗短,形态也最清晰。在赤道板两极方向有许多丝状结构与染色体相连(图 11-2),纺锤体(spindle)形成。此期是研究染色体结构的最佳时期。

后期(anaphase):染色体上的着丝粒纵裂,两条姊妹染色单体彼此分开(图 11-2),正常情况下细胞内染色体被平均分成两组。在纺锤丝的牵引下两组染色体分别移向细胞的两极。

末期(telophase):到达两极的染色体逐渐解螺旋伸长变细成为丝状染色质,纺锤体消失,核膜、核仁重新出现,形成两个子细胞核(图 11-2)。同时细胞中央的成膜体逐渐融合为细胞板(cell plate),进一步形成细胞壁,最后形成两个子细胞。

三、动物细胞有丝分裂的观察

取马蛔虫子宫切片标本置于低倍镜下观察,可见马蛔虫子宫腔内有许多处在不同时相的椭圆形受精卵(oosperm)细胞。卵细胞外有一层较厚的卵膜,卵膜与卵细胞之间的空隙为围卵腔(图 11-3)。由于制片过程中固定、脱水等原因使得细胞质收缩,围卵腔增大。细胞膜的外面或卵壳的内面可见有极体附着。寻找处于有丝分裂不同时期的细胞,转换高倍镜仔细观察形态特征,并与植物细胞的分裂过程比较。

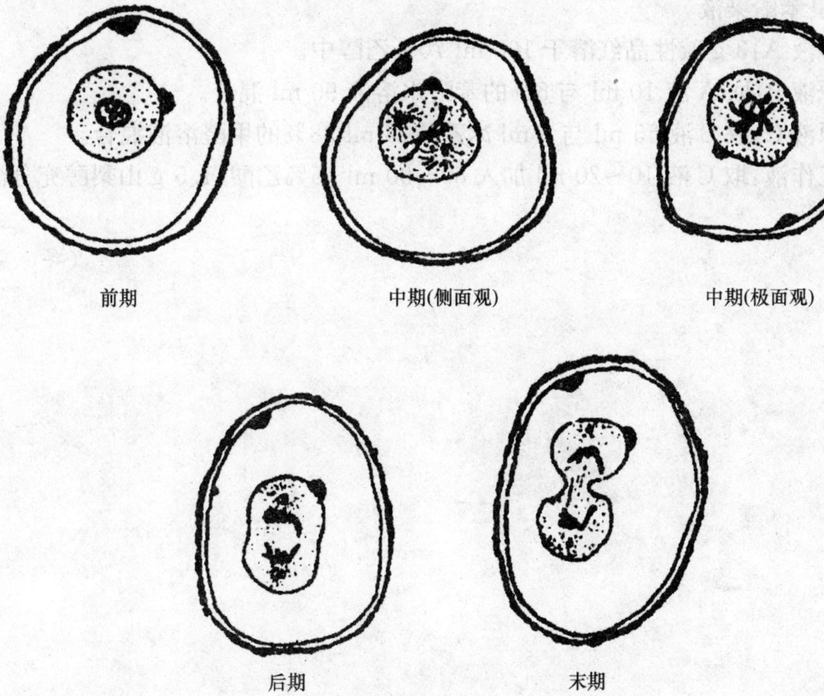

图 11-3　马蛔虫受精卵细胞有丝分裂过程

前期:受精卵细胞核膨大,核内染色质逐渐凝集缩短变粗,在核内出现粒状染色体。核仁消失,最后核膜破裂。两个中心粒分别向细胞两极移动,纺锤体开始形成。

中期:染色体聚集排列在细胞中央形成赤道板。从侧面观察:染色体呈分叉线状排列于细胞中央，两极各有一个中心体，中心体周围有放射状星射线，纺锤丝与染色体上的动粒相连形成纺锤体。从极面观察：可见染色体排列成菊花状，可清晰地观察到细胞内的 6 条染色体。

后期：纺锤丝收缩，染色体纵裂，均分为两组并移向细胞两极。细胞中部的细胞膜开始凹陷，出现缢痕。

末期：到达两极的染色体解旋呈染色质，核膜、核仁重新出现，细胞膜缢痕逐渐加深，最后横缢，细胞完全分开形成两个子细胞。

作业与思考

1. 绘图描述洋葱根尖细胞有丝分裂的主要过程。
2. 绘图描述马蛔虫受精卵细胞有丝分裂的主要过程。
3. 比较动、植物细胞有丝分裂的区别。
4. 简述洋葱根尖有丝分裂制片的主要技术，分析实验的关键环节和影响因素。

【附】 试剂配制

1. 1 mol/L HCl　取 36%～38%浓盐酸 83ml 定容至 1000ml。

2. 改良苯酚染液

(1) 原液 A：3 g 碱性品红溶于 100 ml 70%乙醇中。

(2) 原液 B：取 A 液 10 ml 与 5%的苯酚水溶液 90 ml 混合。

(3) 原液 C：取 B 液 55 ml 与 6 ml 冰乙酸、6 ml 38%的甲醛溶液混合。

(4) 工作液：取 C 液 10～20 ml 加入 80～90 ml 45%乙酸、1.5 g 山梨醇充分溶解。

（寻　慧）

实验十二　减数分裂标本的制备与观察

实验目的

1. 熟悉蝗虫精巢精母细胞减数分裂标本的制备方法。
2. 掌握蝗虫精母细胞减数分裂各时期的主要特点。

实验用品

一、器材

显微镜、解剖镜、离心机、解剖镊、解剖剪、手术刀、解剖针、培养皿、吸水纸、拭镜纸、注射器、酒精灯、盖玻片、载玻片。

二、材料

短角斑腿蝗(或稻蝗、蚱蜢)的精巢固定标本。

三、试剂

Carnoy 固定液、Giemsa 染液、改良苯酚品红染液、醋酸洋红、PBS、秋水仙碱(100μg/ml)、二甲苯、1mol/L 盐酸、蛋白甘油、加拿大胶、50%～100%乙醇。

实验内容

一、实验原理

减数分裂是配子发生过程中的一种特殊形式的有丝分裂,染色质复制一次,细胞连续分裂两次,形成染色体数目减半的 4 个子细胞,减数分裂又叫成熟分裂。制备动物细胞减数分裂标本的材料有多种,而利用蝗虫精巢制备减数分裂标本具有取材容易,制备程序简单,染色体数目较少便于观察等优点,故被广泛采用。蝗虫精巢是精子发生的器官,精巢由若干个棒状的精巢小管构成,精巢小管中有处于不同发育时期的生殖细胞。通过对蝗虫精巢的固定制片,便可以在显微镜下直接观察动物细胞减数分裂各期的形态特点。

二、蝗虫精巢精母细胞减数分裂标本的制备

(一) 标本采集与固定

夏秋季采集成熟雄性蝗虫，剪去翅膀、后肢。在翅基部后方沿腹部背中线细心剪开体壁，可见两个黄色团块即精巢。取出精巢并放入 Carnoy 液中固定 24h，用 95%、85% 乙醇漂洗精巢 2～3 次，换入 70%乙醇中。除去黄色脂肪团将精巢管分离，置于 4℃冰箱中保存备用。若需较长时间保存，可将其放入 70%乙醇、甘油各一份的溶液中。

(二) 制片

1. 临时制片

(1) 取出精巢管，分别用 50%乙醇和蒸馏水洗 2～3 次。

(2) 加入 1mol/L 盐酸软化 10min。

(3) 用蒸馏水漂洗 2～3 次。

(4) 取 1～2 根精巢管置于载片上，用解剖针拨开精巢管，滴 1～2 滴改良苯酚品红染液，染色 5～10min。盖上盖玻片，在盖片上放一张吸水纸，用拇指加压使材料分开(注意：加压时不能让盖片移动)，制成临时制片。

2. 永久性制片

(1) 用玻棒沾一点蛋白甘油于载片上，用手掌涂匀。

(2) 用临时制片方法制片。

(3) 显微镜下观察，选择分裂相多且清晰的玻片标本。

(4) 将一玻棒置入大培养皿内，倒入约 2/3 的 Carnoy 固定液或 70%乙醇。将玻片标本浸入固定液内(盖片朝下，一端搭在玻棒上)。待盖片自然脱落后，将载片依次移入下列溶液：100%乙醇→100%乙醇→100%乙醇＋二甲苯(1∶1)→二甲苯→二甲苯(每步 1min)。最后，用加拿大胶封片。

三、标本的观察

雄性蝗虫体细胞有 23 条染色体，性染色体组成为 XO；而雌性蝗虫体细胞有 24 条染色体，性染色体组成为 XX。

将标本放在低倍镜下找到分裂相，并移至视野中央，换用高倍镜观察。减数分裂各期的形态特点见图 12-1。

(一) 减数第一次分裂

减数第一次分裂包括前期Ⅰ、中期Ⅰ、后期Ⅰ和末期Ⅰ四个时期。

1. 前期Ⅰ　前期Ⅰ经历的时间最长，染色体变化复杂，可分为五个分期。

(1) 细线期：减数分裂开始，染色体呈细丝状，绕成一团，首尾不分。

(2) 偶线期：同源染色体开始两两配对(联会)形成二价体，配对先从一或两端开始，沿染色体长轴相互靠拢，形如花束。雄性蝗虫形成 11 个二价体和一条 X 染色体，X 染色体没有同源染色体配对，在减数第一次分裂中呈深染，形状粗短。

(3) 粗线期：染色体变粗短，每个二价体含有 4 条染色单体，称为四分体。此时非姊

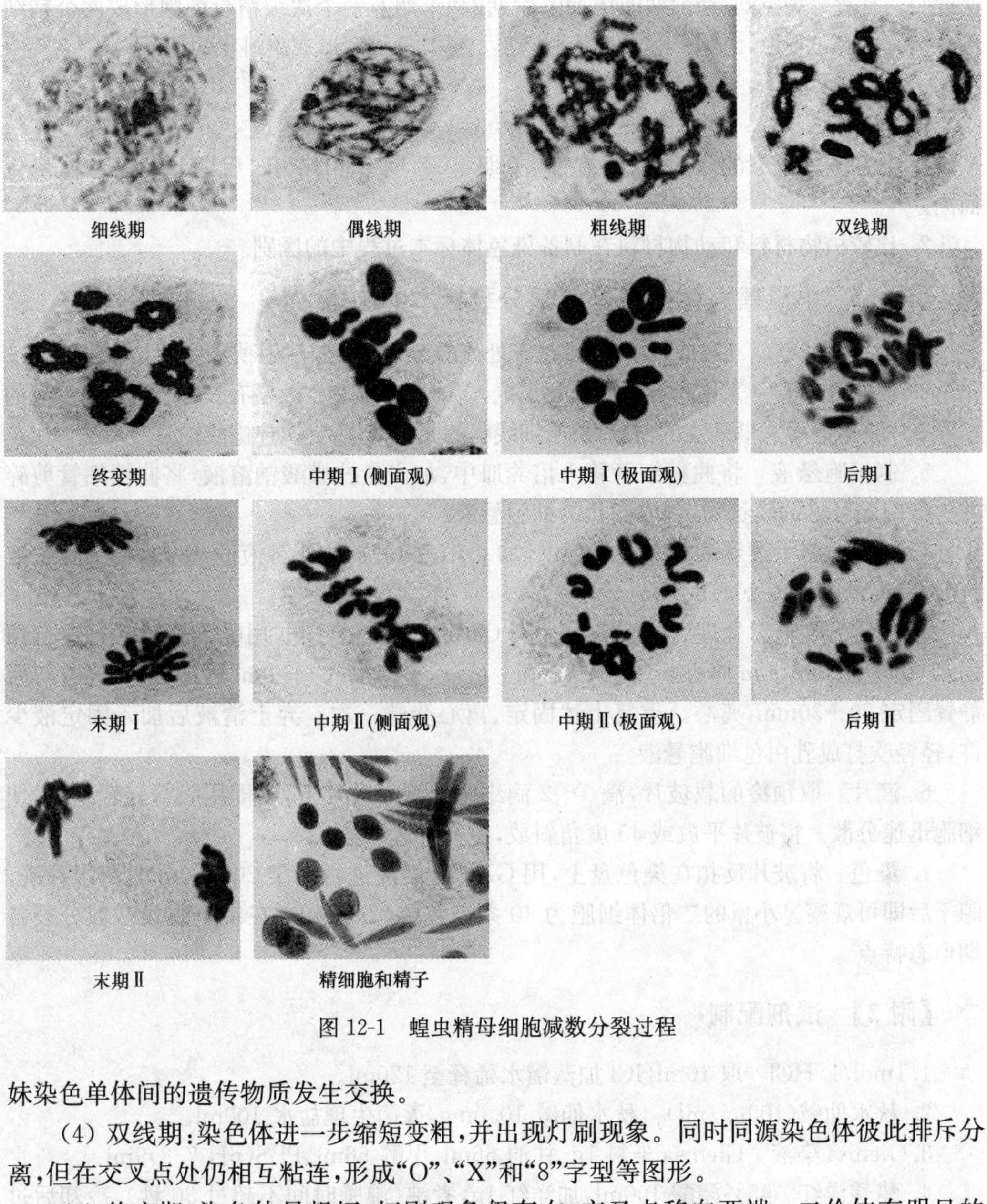

图 12-1　蝗虫精母细胞减数分裂过程

妹染色单体间的遗传物质发生交换。

(4) 双线期：染色体进一步缩短变粗，并出现灯刷现象。同时同源染色体彼此排斥分离，但在交叉点处仍相互粘连，形成“O”、“X”和“8”字型等图形。

(5) 终变期：染色体最粗短，灯刷现象仍存在，交叉点移向两端。二价体有明显的“O”、“X”、“8”字型等图形，最后核膜核仁消失。

2. 中期Ⅰ　二价体移向细胞中央排列在赤道板上，灯刷现象消失，纺锤体形成。

3. 后期Ⅰ　同源染色体受纺锤丝牵引彼此分离形成二分体，分别移向细胞两极。

4. 末期Ⅰ　到达两极的染色体解旋成染色质，核膜、核仁重新出现，细胞中部内缢形成二个次级精母细胞。次级精母细胞的染色体数目只有初级精母细胞的一半。

(二) 减数第二次分裂

细胞经过一个短暂的、没有 DNA 复制的间期后，立即进入减数第二次分裂。减数第二次分裂与有丝分裂类同，经前期Ⅱ、中期Ⅱ、后期Ⅱ和末期Ⅱ，一个次级精母细胞形成两个精细胞。精细胞经过变形，由圆形逐渐变为椭圆形、长梭形、最后形成蝌蚪状的精子。

作业与思考

1. 绘制减数分裂的双线期、终变期、中期Ⅰ、后期Ⅰ、中期Ⅱ、后期Ⅱ的染色体变化简图。

2. 比较植物材料和动物材料在制备染色体标本过程中的区别。

【附 1】 小鼠睾丸生殖细胞减数分裂标本的制备

1. 秋水仙碱处理　取成年雄性小鼠，于处死前 2～3h 腹腔注射秋水仙碱 0.2～0.4ml。

2. 取曲精细管　采用颈椎脱臼处死小鼠，立即取出睾丸放入盛有 2%柠檬酸钠溶液的培养皿中。剪开睾丸最外层的白膜，挑出细线状的曲精细管，更换柠檬酸钠溶液冲洗一次。

3. 制细胞悬液　将曲精细管移入培养皿中，加少量柠檬酸钠溶液，将曲精细管剪碎并去除肉眼可见的膜状物，制成糊状的细胞悬液。

4. 低渗　将上述悬液移入离心管中，加 0.075mol/L KCl 溶液 6～8ml，将细胞吹散打匀，室温低渗处理 20～30min。

5. 固定　在低渗处理后的细胞中加入 Carnoy 固定液 1ml，用吸管轻轻吹打进行预固定，800～1000r/min 离心 5～10min。弃上清液，重新加入 6～8ml 固定液，轻轻吹打后静置固定 20～30min，离心。重复上述固定、离心步骤一次。弃上清液后加入固定液少许，轻轻吹打成乳白色细胞悬液。

6. 滴片　取预冷的载玻片，滴 1～2 滴细胞悬液于玻片上，立即用吸管轻轻吹气，使细胞迅速分散。将玻片平放或 45 度角斜放，待其自然干燥。

7. 染色　将玻片反扣在染色盘上，用 Giemsa 染液进行扣染 20～30min，清水冲洗，晾干后即可观察。小鼠的二倍体细胞为 40 条染色体（$2n=40$），在镜下观察减数分裂各期形态特点。

【附 2】 试剂配制

1. 1mol/L HCl　取 10mlHCl 加蒸馏水稀释至 120ml。

2. 秋水仙碱（100μg/ml）　秋水仙碱 10.0mg，灭菌生理盐水 100ml。

3. Giemsa 染液　Giemsa 染料 1g、甘油 66ml、甲醇 66ml、PBS(pH 7.2)9ml。

4. 醋酸洋红　45%醋酸 100ml，加洋红 1g，煮沸（沸腾时间不超过 30 秒），冷却后过滤即可。

5. 蛋白甘油　取一生鸡蛋，将蛋白取出搅匀，加等量的甘油和少量防腐剂（如苯酚等）混合。

（李　亚）

实验十三 流式细胞术

实验目的

1. 了解流式细胞仪的工作原理。
2. 熟悉流式细胞术标本制备的要求。
3. 了解流式细胞仪的基本操作方法。
4. 了解流式细胞术的应用范围。

实验用品

一、器材

超净工作台、倒置显微镜、CO_2细胞培养箱、离心机、高压消毒锅、流式细胞仪、电泳箱、注射器、试管。

二、材料

人血细胞、实体瘤组织、诱导凋亡的细胞。

三、试剂

Hanks 液、PBS、TBS 分离液、中和液、分离液、胰蛋白酶溶液、NaEDTA 液、Acriflavine-Feulgen 染液、盐酸-乙醇溶液、RNA 酶液、PI 低渗液、FITC 染液、PI 染液、色霉素-A_3染液、EB 染液等。

实验内容

流式细胞术(flow cytometry)是以流式细胞仪(flow cytometer，FCM)为工具，对悬液中的单个细胞或细胞器、质点进行快速测量并自动分析的高级细胞分析技术。它的主要特点：①可在单细胞水平上对大量细胞进行快速、准确、多参数的定量分析及分选，借此判断细胞的体积、核酸含量、蛋白质含量、酶活性、细胞膜受体和表面抗原等许多重要参数。②可在无菌状态下对活细胞进行分类收集，收集的纯度高达 99%。由于流式细胞术具有多信息分析和高纯度分类的优点，已被广泛应用于细胞生物学、细胞遗传学、免疫学、酶学及肿瘤学等研究领域。

一、实验原理

（一）流式细胞仪的工作原理

流式细胞仪由光学测量台、电子控制台、数据采集、储存及处理计算机组成。细胞的测量是在光学测量台上进行，样品制成单个细胞悬液，悬液在清洁气体的压力下送入流动室，细胞裹在鞘液中逐个地从喷嘴喷出，当细胞经过激光束检测区时，被激光束照射向各个方向发出散射光。细胞在激光束照射下也可激发出荧光，荧光的发生可以是细胞本身具有的荧光物质，也可以是实验前用荧光物质处理细胞结合到细胞上的荧光物质，或者是细胞内的生物化学过程使一些物质转变成荧光物质等。FCM 的光学检测系统可以逐个对细胞发出的散射光或荧光强度进行测定，并将测得的光信号转变成电信号，由电子控制台放大和显示。仪器可以对一个细胞同时进行多个参数检测，如同时检测细胞内 DNA 含量、蛋白质含量及细胞表面抗原等，因此效率比普通的生化分析手段高。

FCM 还可对细胞进行分选，当启动超声喷嘴震动器时，使液流通过检测区。形成含单个细胞的带正电荷或负电荷的小液滴，通过高压极板的电场作用，实现对细胞的分选和收集。分选过程可在生理或无菌条件下进行，细胞可以继续保持活力，因此分选得到的细胞可继续在体外培养，以做进一步的研究。

（二）流式细胞仪的构造

流式细胞仪的结构包括：①流动室及液流驱动系统；②激光光源及光束成形系统；③光学系统；④信号检测与贮存、显示、分析系统；⑤细胞分选系统。

1. 流动室及液流驱动系统　流动室（flow chamber 或 flow cell）是仪器核心部件，被测样品在此与激光相交。流动室由石英玻璃制成，并在石英玻璃中央开一个孔径为 180×430μm 的长方形孔，供细胞单个流过。检测区在该孔的中心，这种流动室的光学特性良好，流速较慢，因而细胞受照时间长，可收集的细胞信号光通量大。流动室内充满了鞘液，鞘液的作用是将样品流环包。鞘液流是一种稳定流动，操作人员无法随意改变其流动的速度，样品流在鞘液流的环包下形成液体动力学聚焦，使样品流不会脱离液流的轴线方向，并且保证每个细胞通过激光照射区的时间相等，从而得到准确的细胞散射光信息或荧光信息。

2. 激光光源及光束成形系统　激光（laser）是一种相干光源，它能提供单波长、高强度及稳定性高的光照，是细胞微弱荧光快速分析的理想光源。这是因为细胞的快速流动，每个细胞经过光照区的时间约为 1μs，每个细胞所携带荧光物质被激发出的荧光信号强弱与被照射的时间和激发光的强度有关，因此细胞必须达到足够的光照强度。

3. 光学系统　流式细胞仪的光学系统是由若干组透镜、滤光片、小孔组成，它们分别将不同波长的荧光信号送入到不同的电子探测器。光学系统中主要光学元件是滤光片（filter）。

4. 信号检测与贮存、显示、分析系统　当细胞通过激光照射区，受激光激发，产生代表不同物质的不同波长散射光信号或荧光信号。这些信号以细胞为中心，向空间 360℃立体角发射。

5. 细胞分选系统　分选系统（sorting system）主要由两个高压电极和收集系统组

成。在流动室内通过超声震荡，把样品/鞘液流断裂成一个个微细液滴，并由喷嘴喷出，每个微滴最多含有一个细胞。微滴形成的速率取决于喷嘴的大小，例如，直径 76μm 的喷嘴每秒钟能形成 3.2 万个微滴。在设定条件下，如果微滴中含有目的细胞，该微滴就被带上正电荷，当其下流通过两个高压电极时，在电场作用下偏向带相反电荷的电极一侧，偏离的程度与其带电荷多少有关，然后含有细胞的微滴被收集于不同的容器中。

（三）流式细胞术的用途

1. 细胞群体异质性检测　根据细胞的内部和外部参数，利用流式细胞术可对细胞总体的亚群或某一亚群的异质性进行多参数分析。

2. 单细胞水平上的多指标分析　包括细胞大小和内部结构分析；细胞表面、细胞器及细胞质的抗原成分分析；细胞总 DNA 和 RNA 含量分析；DNA 合成速度测定；细胞内蛋白质、酶、多糖等物质含量测定；细胞膜电位及细胞膜的流动性分析等。

3. 细胞分选　根据细胞的内部和外部参量，分选出特定的细胞群体或生物微粒。如用双荧光素标记法分离高纯度的 X 或 Y 染色体；用单克隆抗体技术分离细胞亚群；用 DNA 和 RNA 双染色法可以分离出不同细胞周期时相的细胞等。

二、实验方法及步骤

（一）样品制备方法

正确采集和制备样品是流式细胞术测量成败的关键。流式细胞术测量是基于单个细胞通过测量区这一基本要求，因此，样品在上机前必须制成单细胞悬液。悬液不能有细胞团块，不能有过多的细胞碎片，细胞密度为$(0.5\sim1.5)\times10^6$个/ml，过高或过低的密度都不适合于测量。得到细胞悬液后，可对相关的细胞成分进行荧光染色，然后进行检测。选择荧光染料时必须考虑染料的激发和发射光谱。

1. 样品制备

(1) 单细胞悬液样品制备：包括血液细胞、胸腹水脱落细胞、羊水中脱落的胎儿表皮细胞、各种检查获得的单细胞（如食管、宫颈脱落细胞，内窥刷检样品细胞，膀胱冲洗细胞等），经过简单处理后就可送检。如血液细胞检测需采集抗凝血；分选高纯度的淋巴细胞可先用淋巴细胞分离液进行预分离处理等。

(2) 非单细胞悬液样品制备：如体外单层培养细胞、实体组织、石蜡包埋组织等，需先分散成单细胞悬液才可送检。分散细胞的方法主要有：酶分散法、化学分散法及机械分离法。

1) 酶分散法：最常用的是胰蛋白酶分散法，需用无钙、镁离子的平衡盐溶液配制，使用浓度一般为 0.1%～0.5%，常用 0.25%的浓度。主要作用是使细胞间蛋白质水解，从而使细胞相互分离。胰蛋白酶处理时需要掌握好时间、温度、pH 等消化条件，使既达到分散细胞的效果，又将细胞损伤降至最低程度。胰蛋白酶适用于消化细胞间质较少的软组织，如胚胎、上皮、肝、肾等组织，对传代培养细胞效果也较好。

除胰蛋白酶外，还可用胶原酶、胰肽酶 E、透明质酸酶等。胶原酶对胶原的消化作用很强，它仅对细胞间质有消化作用，适用于消化分离纤维性组织和上皮组织。钙离子、镁离子和血清对酶的消化作用无影响。常用酶剂量为 200U/ml 或 0.1～0.3μg/ml。

2）化学分散法：最常用的是乙二胺四乙酸（EDTA），EDTA 的作用较胰蛋白酶温和，其主要原理是将组织细胞间起粘连作用的钙、镁离子置换出来，达到分散细胞的目的。与胰蛋白酶混合使用效果较好。用无钙、镁离子的平衡盐溶液配制，使用浓度为 0.02%。

3）机械分离法：用镊子、剪刀或研磨器将组织破碎后，再用 200 目尼龙网过滤收集细胞悬液。可用于脑组织、部分胚胎组织及一些肿瘤组织细胞的分散。

2. 样品固定　流式细胞术分析要选用新鲜样品。除低温保存和需要活体细胞测量的情况外，一般需要对待测样品进行适当的固定，以保持待测成分的完整性及防止细胞自溶。根据测量参数的要求，应选用不同的固定剂。对固定剂的要求是穿透性强、对荧光干扰小、对膜蛋白影响小。通常使用的固定剂有甲醛、乙醇和丙酮。

进行 DNA 测量，要求新鲜样品，如不能立即测量，可用 70% 乙醇固定后放 4℃ 冰箱保存。

检测细胞膜蛋白是流式细胞术测量的主要内容，包括 T 细胞亚群、白血病免疫分型、癌基因及抗癌基因的蛋白表达、多药耐药基因蛋白表达等。如待测蛋白位于膜表面，宜使用醛类固定剂（如多聚甲醛），而不宜采用醇类固定剂，因醇类固定剂可导致膜糖蛋白或脂蛋白丢失，从而失去标记位点。如待测蛋白位于细胞内，则可使用醇类固定剂进行固定。

3. 样品染色　利用流式细胞术测量细胞成分时，多需要对检测成分进行荧光染色。常用的荧光染料有 20 多种，其中包括抗生素类的光辉霉素（mithramycin，MI）和色霉素（chromomycin，CH）；Feulgen 型试剂吖啶黄素（acriflavine）；核酸插入剂溴化乙啶（ethidium bromide，EB）及碘化丙啶（propidium iodide，PI）等。

（二）流式细胞仪的调试

调试的原则是得到较高的分辨率，对某一特殊样品测得的变化常数 CV 值越小越好；得到较高的灵敏度，即可测出最小荧光分子数。

调试仪器要有理想的标准品，其条件是：①稳定；②颗粒大小和荧光性要均匀；③标准品本身的 CV 值要低于仪器的 CV 值；④易得、易制成悬液。

目前常用的标准品有两种：①荧光标记的塑料微球，常用的是异硫氰酸荧光素 FITC 和碱性罗丹明（rhodamine）；②戊二醛固定的鸡红细胞（CRBC），较多的实验室选用 CRBC 悬液。鸡红细胞是椭圆形，血红蛋白可自发荧光，细胞悬液具有易得、易于保存的优点。

（三）样品的检测

样品的检测一般由专职技术人员操作，以保证流式细胞仪良好的工作状态。实验人员主要考虑实验目的和实验设计，制备样品，向技术人员提出检测分析的要求，以及对实验结果进行分析研究等。

作业与思考

1. 流式细胞术的基本用途有哪些？
2. 样品制备的基本方法有哪些？

【附】 试剂配制

1. 胰蛋白酶溶液　NaEDTA 液 4ml(储存液:1g NaEDTA 溶于 100ml 蒸馏水),每个包装胰蛋白酶(Difco)先加 10ml PBS 溶解,再加 186ml PBS,用前以 0.2μm 滤器过滤。

2. 分离液　每毫升生理盐水-GM 溶 0.1mg 胰蛋白酶。

3. 中和液　每毫升生理盐水中含大豆胰蛋白酶抑制剂 0.2mg、DNA 酶Ⅰ 0.01mg、BSA 1mg。

4. PBS　0.05mol/L 蔗糖、0.14mol/L NaCl、0.002mol/L Na_2HPO_4。以 $NaHCO_3$ 调节 pH。

5. TPB 分离液　TPB(K and K Laboratories Inc)为 1%水液,冰冻保存,用前以蔗糖-盐溶液稀释。

6. 生理盐水-GM 液　葡萄糖 1.1g、NaCl 8g、KCl 0.4g、$Na_2HPO_4 \cdot 12H_2O$ 0.39g、KH_2PO_4 0.15g,依次溶于 1000ml 蒸馏水中。

7. 盐水 G　$MgSO_4 \cdot 7H_2O$ 1.54g、$CaCl_2 \cdot 2H_2O$ 0.16g,依次溶于 1000ml 生理盐水-GM 中。

8. Acriflavine-Feulgen 染液　Acriflavine 0.2mg/ml,偏重亚硫酸钾 5 mg/ml。

9. 盐酸-乙醇溶液　1ml 浓盐酸加 99ml 70%乙醇。

10. RNA 酶液　RNA 酶 10mg(Sigma)、$Na_2HPO_4 \cdot 7H_2O$ 55.6mg、NaH_2PO_4 168.9mg,溶于 10ml 蒸馏水。

11. PI 低渗液　PI 0.05mg/ml,0.1%枸橼酸钠水溶液。

12. FITC 染液　FITC 0.05mg/ml 的 0.5mol/L $NaHCO_3$溶液。

13. PI 染液　PI 0.1mg/ml 的 PBS 溶液。

14. 色霉素-A_3染液　CA_3 10mg、$MgCl_2 \cdot 6H_2O$ 1.5g 在 4℃溶于 500ml 蒸馏水(CA_3 不能在温水中溶解)。

15. EB 染液　1%的 EB 水溶液或含 1%EB 的 PBS 液。

(陈　康)

实验十四　细胞凋亡的诱导与检测

实验目的

1. 了解常用的诱导和检测细胞凋亡的方法。
2. 掌握凋亡细胞的主要生化、形态学特征。

实验用品

一、器材

超净工作台、荧光显微镜、CO_2细胞培养箱、离心机、流式细胞仪、电泳仪、恒温水浴箱、凝胶电泳照相设备、注射器、试管、载玻片。

二、材料

人血细胞、实体瘤组织、诱导凋亡的细胞。

三、试剂

HT、Trypan Blue 染料、苏木素液、伊红 Y 液、0.85%生理盐水、0.5%台盼蓝染液、Giemsa 染料、吖啶橙储存液、PBS(pH 7.4)、细胞核裂解液、TE 缓冲液、50×TAE 电泳缓冲液、RNase、水饱和酚、氯仿、异丙醇、无水乙醇、3mol/L EDTA、上样缓冲液。

实验内容

细胞死亡包括细胞坏死和细胞凋亡两类，细胞凋亡(apoptosis)又称为程序性细胞死亡(programmed cell death，PCD)。细胞凋亡的检测方法有形态学观察、DNA 琼脂糖凝胶电泳、流式细胞术及凋亡细胞的原位末端标记等。

一、光镜下的形态学观察

可用 HE 染色、甲基绿-派诺宁染色、Giemsa 染色组织或细胞，然后在普通光镜下进行观察。也可用荧光染料如吖啶橙、Heochst33258 等染色，然后在荧光显微镜下观察，可以区别细胞凋亡和坏死。

(一) 苏木精-伊红染色

1. 实验原理　苏木精-伊红(HE)染色是经典的显示细胞核和细胞质的染色方法，染色结果清晰。苏木精系自苏木(Hematoxylon campechianum)中提取,是常用的染料之一。酸性的苏木素与铝结合后形成一种带正电荷的碱性蓝色色精。伊红 Y 是一种酸性红色胞浆性染料,染料的有色部分带阴离子,含有一个醌型苯环的红色基和两个形成钠盐的酸性助色基。发生凋亡的 HL_{60} 细胞用 HE 染色后,其凋亡细胞的特征性形态变化均可显示出来:染色质凝集、呈新月形靠近核膜边缘、晚期核裂解形成凋亡小体等。

2. 细胞凋亡的诱导

(1) 悬浮生长细胞的诱导

1) 取对数生长期的 HL_{60} 细胞 2 瓶,加入终浓度为 0.2mg/L 三尖杉酯碱(harringtonine,HT),继续培养 6h,诱导细胞凋亡。

2) 收集细胞培养液于离心管中,1000r/min 离心 5min。

3) 去掉上清液,用 PBS 漂洗 1～2 次,并调整细胞数至(1～5)×10^4个/ml,制成细胞悬液。

4) 取 100μl 用细胞离心涂片机(1000r/min,离心 1～2min) 制成细胞涂片标本。

5) 4%甲醛或多聚甲醛室温固定 5～10min。

(2) 贴壁生长细胞的诱导

1) 在培养皿底部放置洁净的盖玻片,使细胞在盖玻片上生长;在培养过程中,加入终浓度为 0.2mg/L HT 继续培养 6h,诱导细胞凋亡。

2) 终止培养之后,取出盖玻片,用 PBS 漂洗。

3) 用 4%甲醛或多聚甲醛室温固定 5～10min。

(3) 染色

1) 苏木素染色 5min,自来水冲洗 1min。

2) 盐酸乙醇分化 30s(提起放下数次)。

3) 自来水浸泡 15min(或用 50℃温水浸泡 5min)。

4) 伊红 Y 染色 2min。

5) 常规脱水、透明、封片。

3. 观察 光学显微镜下细胞核呈蓝黑色,胞浆呈淡红色。凋亡细胞在组织中单个散在分布,表现为核染色质致密浓缩,核碎裂等。在贴壁生长细胞的玻片标本上,凋亡的细胞变圆、变小,细胞核固缩、碎裂,染色质被染成深蓝色或蓝黑色;可见细胞膜皱褶、卷曲和出泡,以及芽生形成膜包裹的凋亡小体。而正常细胞经染色后仍保持细胞原有的生长形状,细胞核的形态规整,染成均一的蓝色。细胞涂片时,可见凋亡细胞核固缩、碎裂,染色变深;正常细胞染色体呈均匀淡蓝色或蓝色,而坏死细胞肿胀,可见细胞膜的连续性破坏,核内的染色体染成很淡的蓝色甚至消失。

(二) 台盼蓝染色

1. 实验原理 活细胞的细胞膜完整,台盼蓝(Trypan Blue)染料分子不易通透进入细胞内,故活细胞不着色。坏死细胞的细胞膜通透性增高,台盼蓝染料能进入细胞内,故坏死细胞被染成蓝色。细胞凋亡过程中因细胞膜保持完整,故凋亡细胞拒染台盼蓝而显示无色。

2. 实验步骤

(1) 取 1ml 培养细胞悬液,加入 0.1ml 0.5%台盼蓝染液,混合后染色 2min。

(2) 取 1～2 滴染色后的细胞悬液于洁净的载玻片上，加盖玻片，制成临时装片。

(3) 将制备好的玻片标本置于光镜下观察，死细胞被染成蓝色。染色的时间不可太长，因为台盼蓝有轻度的毒性，细胞被染色 15min 以上，活细胞亦会受损伤而被着色。

(三) Giemsa 染色

1. 实验原理　Giemsa 染料常被用于染色质(或染色体)的染色，故通过 Giemsa 染色后凋亡细胞的特征性变化均可显示出来。本法操作简便，效果良好，实验结果可以长久保存。

2. 实验步骤

(1) 细胞悬液于 4℃ 500r/min 离心 5min，去掉上清液之后，用 PBS 液重新制成细胞悬液，浓度为 1×10^6 个/ml。

(2) 取约 100μl 细胞悬液涂于洁净的载玻片上，室温下干燥，甲醇固定 1min，晾干。

(3) 于载玻片上滴加 Giemsa 工作液约 1.5ml，室温染色 5～10min。

(4) 用蒸馏水冲洗净多余的染液，室温下晾干。

(5) 用二甲苯浸泡约 3min，去除杂质，经分色和透明处理后，用中性树脂封片。

3. 观察　在光镜下可观察到：①正常的细胞核被染成蓝紫色，胞质被染成粉红色，色泽均一。②凋亡细胞的核固缩(karyopyknosis)，聚集于核膜边缘，或核膜裂解成碎片；染色质被分割成块状或以芽生的方式被膜包裹形成凋亡小体(apoptotic body)。

(四) 吖啶橙染色

1. 实验原理　吖啶橙(Acridine Orange，AO)为核酸的荧光染色剂，被吖啶橙染色后的标本在荧光显微镜可观察到细胞内的 DNA 和 RNA 的存在。细胞凋亡的主要特征性变化是细胞核，而细胞核的主要成分是 DNA，根据 DNA 和 RNA 的不同荧光可观察凋亡细胞核的变化。

2. 实验步骤

(1) 细胞培养液离心(500r/min)，去掉上清液后，用 PBS 制备成活细胞悬液，浓度为 1×10^7 个/ml。

(2) 取 95μl 的细胞悬液，加入 5μl 制备好的吖啶橙储存液混匀即可。

(3) 吸取一滴混合液于洁净的载玻片上，盖上盖玻片后直接观察或用指甲油封片。

3. 观察　将标本置于荧光显微镜(fluorescent microscope)下，激发滤片(exciting filter)选用 BG12 或 BV 等，阻断滤片 (barrier filter) 选用 515mm 或 SP3。

在荧光显微镜下，正常细胞核中的 DNA 呈现黄色或黄绿色的均匀荧光，细胞质和核仁的 RNA 为橘红色荧光。在凋亡细胞中，细胞核和细胞质中可见致密浓染的黄绿色，甚至可见黄绿色的碎片。

二、DNA 凝胶电泳

(一) 实验原理

细胞凋亡的主要生化特征是染色质浓缩，DNA 在核小体的连接部位(internucleosomal linker)断裂，形成 180～200bp 整倍数的寡核苷酸片段。从细胞中抽提出核 DNA，进行琼脂糖凝胶电泳(agarose gel electrophoresis)，在紫外灯下观察可见凋亡细胞特有的

"DNA梯形带纹"(DNA ladder)。故DNA琼脂糖凝胶电泳是鉴定凋亡细胞DNA断裂的重要方法。

（二）实验步骤

1. 细胞凋亡的诱导

(1) 细胞凋亡的诱导：取对数生长期的HL_{60}细胞，用紫外线照射10min，继续培养12h。

(2) 收集细胞：以1000r/min离心5min，去掉上清液，收集沉淀细胞。PBS漂洗，加入PBS液后混匀，以1000r/min离心5min，弃上清液。

2. DNA提取

(1) 细胞裂解：加入50μl细胞裂解液，50℃水浴3～5h，不时振摇或37℃过夜，至混合物变清亮。

(2) 平衡酚抽提：加入0.5ml苯酚∶氯仿＝1∶1，振荡混匀，12000r/min离心5min。收集上清液于一Ep管中。

(3) 氯仿∶异戊醇抽提：在Ep管中加入0.5ml苯酚∶氯仿∶异戊醇(25∶24∶1)混合液，12000r/min离心5min，收集上清液于另一Ep管中。

(4) 沉淀DNA：加50μl 3mol/L醋酸钠和2ml预冷无水乙醇，上下颠倒几次混匀，可见絮状白色沉淀物。

(5) 钩出DNA，用75%乙醇漂洗2次，室温干燥。

(6) 加入50～100μl TE缓冲液，另加5μl RNase，37℃水浴30min。

3. DNA琼脂糖凝胶电泳　取上述提取的DNA样品5μl和20μl上样缓冲液混合，然后按每孔5μl上样，1.5%琼脂糖凝胶电泳(恒流75mA，电压50V)，室温下电泳1.5～2h。

4. 观察　在紫外灯(UV)下观察，正常活细胞基因组DNA由于分子量大，在琼脂糖凝胶迁移速度缓慢，迁移距离短，所以停留在加样孔附近。坏死细胞由于其DNA的不规则降解显现一条连续的膜状条带，凋亡细胞因为DNA降解成180～200bp整倍数的寡核苷酸片段而呈现"梯状"条带。

作业与思考

1. 光镜下观察凋亡细胞的主要形态学特征有哪些？

2. DNA琼脂糖凝胶电泳检测细胞凋亡的原理是什么？

【附】　试剂配制

1. 苏木精染液　苏木精2.5g，100%乙醇25ml，钾明矾2.5g，氧化汞1.25g，冰乙酸20ml，蒸馏水500ml。

(1) 将2.5g苏木精溶解于乙醇中(稍加热)。

(2) 将2.5g钾明矾溶解于蒸馏水中，并加热煮沸。

(3) 将上述两种液体混合后尽快煮沸，并将火焰熄灭，慢慢加入氧化汞，同时防止溶液溅出，再煮沸2min。

(4) 将烧瓶浸入冷水中冷却。

(5) 加入冰乙酸，室温下保存，用前过滤。

2. 伊红Y液　伊红Y 0.5～1.0g，蒸馏水75ml，95%乙醇25ml，冰乙酸1～2滴。

先取少量蒸馏水将伊红Y溶解，不断用玻璃棒将染料研碎，之后加入全部蒸馏水，溶解后加入乙醇。

3. 盐酸乙醇分化液　盐酸0.5ml，75%乙醇100ml。

4. 生理盐水(0.85%)　NaCl 8.5g，溶解于1000ml三蒸水中。

5. 台盼蓝染液(0.5%)　将台盼蓝染料0.5g溶解于100ml生理盐水中，过滤后备用（可储存于4℃冰箱内长期使用）。因为保存时间较长其毒性增强，故在临用前尚需置于沸水中水浴约10min，灭菌消毒。

6. Giemsa 染液

(1) Giemsa 原液：Giemsa 粉 1g，甘油 66ml，甲醇(A.R.)66ml。先将甘油预热至60℃左右，将Giemsa粉置于玻璃乳钵内，加入数滴甘油，仔细反复研磨呈浓糊状无颗粒为止；再将剩余的甘油全部倒入乳钵内，边加边搅拌均匀，然后置于60℃温箱内2h，再加入甲醇，过滤后置于棕色瓶内保存（Giemsa原液保存得越久越好）。

(2) Giemsa 工作液：临用前取Giemsa原液和磷酸缓冲液按1∶9混合，现用现配。

7. 0.067mol/L　PBS(pH 6.8)　$Na_2HPO_4 \cdot 12H_2O$ 11.81g（或 $Na_2HPO_4 \cdot 2H_2O$ 5.92g），KH_2PO_4 4.50g，溶解于1000ml蒸馏水中。

8. 吖啶橙储存液　10mg吖啶橙溶解于100ml PBS液中，pH 4.8～6.0，过滤后4℃避光保存。

9. 磷酸缓冲液(PBS，pH 7.4)　K_2HPO_4 1.392g，$NaH_2PO_4 \cdot H_2O$ 0.276g及NaCl 8.770g先溶于900ml蒸馏水，然后用0.01mol/L KOH调pH至7.4，并用蒸馏水定溶到1000ml。

10. 细胞核裂解液　10mmol/L Tris-HCl(pH 8.0)，150mmol/L NaCl，10mmol/L EDTA，0.4% SDS（最后加），蛋白酶K 100μg/L。

11. TE缓冲液　0.1mol/L Tris-HCl(pH 8.0)，10mmol/L EDTA。

12. 50×TAE电泳缓冲液　Tris碱242g，冰乙酸57.1ml，0.5mol/L EDTA 100ml (pH 8.0)，加水至1000ml。

13. 3mol/L EDTA醋酸钠　408.1g NaAC·$3H_2O$溶于800ml蒸馏水，用冰醋酸调节pH至5.2，然后用蒸馏水定容到1000ml。

14. 上样缓冲液　0.25%溴酚蓝，0.25%二甲苯青，30%甘油，用蒸馏水溶解，4℃保存。

（陶宏凯）

实验十五　小白鼠骨髓细胞染色体标本的制备与观察

实 验 目 的

1. 掌握小白鼠骨髓细胞染色体标本的制备方法。
2. 了解小白鼠骨髓细胞染色体的形态、结构及数目。

实 验 用 品

一、器材

显微镜、恒温水浴箱、离心机、托盘天平、解剖盘、解剖镊、解剖针、手术剪、酒精灯、5号针头、2ml 注射器、10ml 刻度离心管、毛细吸管、试管架、载片、纱布。

二、材料

体重 20～25g 的健康小白鼠。

三、试剂

100μg/ml 秋水仙碱、0.075mol/L KCl、Carnoy 固定液、0.01mol/L PBS(pH 6.8)、Giemsa 染液。

实 验 内 容

一、实验原理

秋水仙碱(colchine)可阻止纺锤丝收缩，使细胞分裂停留在中期。所以用适量的秋水仙碱溶液注入动物体内，可阻断细胞分裂，从而获得大量处于有丝分裂中期的细胞。骨髓中具有许多分裂旺盛的细胞，秋水仙碱作用使细胞分裂被阻断在中期，经低渗处理、固定、滴片及染色等步骤，便可制出较理想的骨髓细胞染色体标本。通过骨髓得到染色体比较简便，一般无需进行无菌操作。在临床上多用于白血病的研究，在实验条件下所获得的这种染色体是机体真实情况的反映，易于观察到毒物在体内对染色体的影响。

二、小白鼠骨髓细胞染色体标本的制备

（一）秋水仙碱处理

取体重为20～25g的健康小鼠，于实验前3～4h经腹腔注射100μg/ml的秋水仙碱0.3～0.4ml。

（二）取骨髓

用颈椎脱臼处死小鼠，立即用剪刀剪掉大腿上的皮肤和肌肉，取出股骨。再用经75%乙醇浸湿的纱布包住股骨轻轻搓揉，清除干净股骨上的肌肉。然后剪掉股骨两端的关节，露出骨髓腔，用注射器吸取2ml预热至37℃的0.075mol/L KCl，从股骨髓腔的一端插入注射针头，将骨髓冲入10ml刻度离心管中，反复冲洗至股骨发白为止。用吸管吸打，使骨髓细胞分散，再加入0.075mol/L KCl至7ml，充分混匀。

（三）低渗处理

将刻度离心管置入恒温至39℃的水浴箱中处理25～30min（或在室温下放置30min）。

（四）预固定

加入2ml新配制的Carnoy固定液，混匀，1000r/min离心10min，弃上清液。

（五）固定

加8ml Carnoy固定液，混匀，室温固定20min，按步骤4条件离心，弃上清液。

（六）滴片

加入0.1～0.2ml固定液，分散细胞制成细胞悬液。取事先在冰水中预冷的载玻片，滴1～2滴细胞悬液于载玻片上，立即吹气，使细胞迅速分散。将载玻片在酒精灯上微烤后，待其自然干燥或用吹风机吹干。

（七）染色

理论上任何能使DNA着色的染料都可使用，但Giemsa染料使用方便，效果良好，价格便宜。将Giemsa染液（0.5ml原液加9.5ml 0.01mol/L PBS pH 6.8）覆盖滴有细胞悬液的载片，染色8～10min，流水冲洗，晾干后即可进行观察。

三、观察

在低倍镜下观察Giemsa染色之后的标本，找到中期分裂相，移到视野的中央。在高倍镜下选择分散适度、染色体彼此不重叠的分裂相，换油镜进一步观察。观察小白鼠的端着丝粒染色体的特征，识别着丝粒、染色单体、染色体。计数染色体数目。寻找雌雄两性之间在核型上的差别。正常情况下，常规染色时雄性小鼠有3个最短的染色体（1对19号和1个Y染色体），而雌性小白鼠只有两个最短的染色体（图15-1）。

作业与思考

1. 在小白鼠骨髓细胞染色体标本制备过程中，要用0.075mol/L KCl低渗处理，低渗的作用是什么？

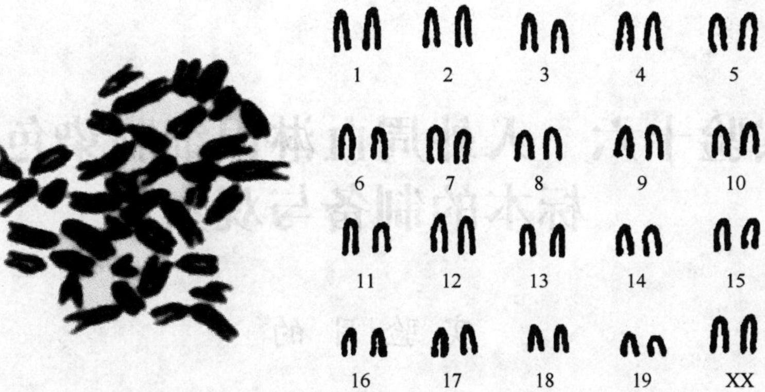

图 15-1　小白鼠骨髓细胞中期染色体及雌鼠核型

2. 小白鼠的染色体与人的染色体有何差异？

【附】　试剂配制

1. 0.075mol/L 磷酸缓冲液

甲液：$Na_2HPO_4 \cdot 12H_2O$ 23.88g 溶于 1000ml 蒸馏水。

乙液：KH_2PO_4 9.073g 溶于 1000ml 蒸馏水，用时将甲乙液等量混合，pH 约为 6.8。

2. Giemsa 原液　将 Giemsa 粉 1g 反复研磨后，与加热至 60℃的甘油 66ml 混匀，再与 66ml 甲醇混匀，于室温、棕色瓶内保存，配后数天即可使用，可长期保存。染色时取 1 份原液与 9 份 pH 6.8 0.075mol/L 磷酸缓冲液混匀即可。

（梁素华）

实验十六　人外周血淋巴细胞染色体标本的制备与观察

实验目的

1. 熟悉人外周血淋巴细胞培养和染色体玻片标本的制备方法。
2. 掌握人体细胞染色体的形态、结构、数目及其计数的方法。

实验用品

一、器材

显微镜、冰箱、CO_2细胞培养箱、恒温水浴锅、离心机、高压消毒锅、超净工作台、电吹风、剪刀、镊子、培养瓶、10ml 刻度离心管、毛细吸管、抽滤瓶、玻璃除菌滤器、酒精灯、染色缸、注射器、冰冻玻片。

二、材料

人外周血。

三、试剂

RPMI 1640 培养液、小牛血清、1% PHA、100μg/ml 秋水仙碱、0.075mol/L KCl 溶液、Carnoy 固定液、0.2%肝素、庆大霉素、Giemsa 原液、pH 6.8 的 PBS、5%碳酸氢钠、1mol/L 盐酸。

实验内容

一、实验原理

人外周血淋巴细胞是保持了增殖潜能的暂不增殖细胞(G_0期细胞)，一般可在血液中循环几年都不分裂。但在人工离体培养条件下，若在培养基中加入植物凝集素(PHA)，PHA 可刺激 G_0期细胞转化为淋巴母细胞，重新获得增殖能力，进行有丝分裂。在终止培养前 4～5h 加入适量秋水仙碱，能抑制纺锤丝的形成，使细胞分裂停止在中期。用 0.075mol/L KCl 溶液低渗处理标本，可使红细胞膜破裂，并使分裂细胞和转化的淋巴细胞膨胀，染色体分散。用 Carnoy 固定液固定，既可保持染色体的形态，也可使染色体上部分蛋白质丢失。最后采用空气干燥法制片，即可获得染色体分散良好的玻片标本。

二、染色体标本的制备

（一）采血

用灭菌注射器抽取 0.2ml 肝素（0.2%），润湿注射器针筒，常规消毒后采取人体肘部静脉血 1～2ml，转动针筒使血液和肝素混合均匀。

（二）接种

接种要求在超净工作台上无菌操作，在每个培养瓶中（含 20%小牛血清的 RPMI 1640 培养液 5ml，pH 7.0）加入全血 0.25～0.30ml（7 号针头 13～15 滴）和 PHA（5mg/ml）0.2ml，盖紧胶塞后轻轻摇匀。

（三）培养

将接种了人外周血的培养瓶放在 CO_2 细胞培养箱内，5% CO_2、37℃培养 72h。在终止培养收获细胞前 4～5h 加入浓度为 100μg/ml 的秋水仙碱溶液 4～5 滴（7 号针头），使终浓度为 0.4μg/ml。轻轻摇匀后，放回培养箱中继续培养 4～5h。

（四）收获

将培养后的血细胞收集在刻度离心管中，以 1000r/min 离心 8min，弃上清液。

（五）低渗处理

加入预热至 37℃的 0.075mol/L KCl 溶液至 8ml，用吸管轻轻吹打混匀细胞，置于 37℃恒温水浴箱中低渗 30min，1000r/min 离心 8min，弃上清液。

（六）固定

加新鲜配制的 Carnoy 固定液 1～2ml 进行预固定，用吸管轻轻吹打混匀，1000r/min 离心 8min，弃上清液。加入新鲜配制的固定液至 8ml，轻轻混匀后，室温下静置固定 30min，1000r/min 离心 8min，弃上清液。再加入固定液至 8ml，轻轻混匀后将离心管置于 4℃冰箱中固定 30min 或固定过夜，1000r/min 离心 8min，弃上清液。

（七）制细胞悬液

加入 0.5～1ml 新鲜固定液，轻轻吹打混匀制成细胞悬液。

（八）滴片、染色

在进行染色体制片之前需预先准备冰片，将清洁的载玻片放入蒸馏水中，再置入 4℃冰箱中存放 4h 以上。用滴管吸取少量细胞悬液，以 20～35cm 的高度滴至冰冷的载玻片上，立即吹散细胞，并将标本放在酒精灯火焰上来回过几下，冷风吹干或气干。

标本片用 Giemsa 染液（Giemsa 原液和 pH 6.8 的 PBS 按 1∶10 混合）染色 10～20min。流水冲洗后晾干。

三、观察

取上述制好的正常人体细胞染色体玻片标本，先在低倍镜下选择染色体长短合适、染色清晰、分散良好、无重叠的中期分裂细胞（细胞膜已破裂），移到视野中央，再转换油镜仔细观察。

(一) 观察人体细胞染色体的形态结构

正常人体细胞的中期染色体由两条姊妹染色单体组成,着丝粒两端的染色体臂按其相对长度分为短臂(p)和长臂(q)。部分染色体上除了着丝粒(主缢痕)外还存在一个狭窄的浅染区叫次缢痕。第 13、14、15、21、22 号染色体的末端有随体。人体细胞中的 46 条染色体按照着丝粒在染色体上所处的位置可分为三种类型:中央着丝粒染色体、近中央着丝粒染色体及近端着丝粒染色体。

(二) 染色体计数

计数细胞的染色体总数时,最好根据细胞中染色体自然分布的区域进行分区计数,然后再求和,否则容易造成计数的重复或遗漏。至少选择 10 个染色体分散良好的中期细胞进行染色体计数。

注意事项

1. 培养箱的温度应严格控制在 37℃±0.5℃。
2. PHA 的质量、浓度及处理时间是细胞培养成功与否的关键。
3. 秋水仙碱用量过大会造成染色体过分收缩,形态特征模糊。用量过小会使中期分裂相减少。
4. 低渗处理的时间长短极为重要。时间太短,染色体分散不理想,过长则易导致细胞膜破裂,染色体丢失。
5. 固定液要临用时配制,固定应彻底,否则染色体会出现毛刷状,并存在胞浆背景。
6. 肝素用量适宜,太多会抑制淋巴细胞的转化,太少又容易出现凝血现象。

作业与思考

1. 在人外周血淋巴细胞培养时,向培养基中加入 PHA 的作用何在?
2. 为什么培养细胞在收获前 4～5h,要加入一定量的秋水仙碱?

【附】 试剂配制

1. RPMI 1640 培养液　RPMI 1640 干粉培养基一袋或准确称取 10.4g,$NaHCO_3$ 2.0g,溶于 800ml 三蒸水中,用 5%的碳酸氢钠溶液或 1mol/L HCl 溶液调节 pH 至 7.0,定容至 1000ml。用无菌玻璃滤器过滤除菌,分装后置于 4℃冰箱内保存备用。

2. 细胞培养液　无菌条件下量取 RPMI 1640 培养液 16ml、小牛血清 4ml、庆大霉素 5μl,混匀,然后将其分装于 4 个培养瓶中,每个培养瓶 5ml,用胶塞塞紧瓶口,置于 4℃冰箱内保存,30d 内均能有效使用。

3. 0.2%肝素液　0.2g 肝素溶于 100ml 0.85% NaCl 溶液,过滤除菌后分装保存备用。

(梁素华　申跃武)

实验十七　染色体G显带及SCE标本的制备与观察

实 验 目 的

1. 熟悉染色体 G 显带和 SCE 标本的制备方法。
2. 掌握染色体 G 显带和 SCE 标本的观察分析方法。

实 验 用 品

一、器材

CO_2细胞培养箱、显微镜、恒温水浴箱、干燥箱、染色缸、镊子、培养皿、20W 紫外灯。

二、材料

未染色的人染色体玻片标本、SCE 玻片标本。

三、试剂

胰蛋白酶液、Giemsa 原液、pH 6.8 的 PBS、1×SSC 溶液、BrdU 液、0.25％的胰蛋白酶、100μg/ml 的秋水仙碱。

实 验 内 容

一、人染色体 G 显带标本的制备和观察

(一) 实验原理

染色体沿纵轴上分布有不同类型的蛋白质，对胰蛋白酶的敏感性有差异。用 Giesma 染料染色后，对胰蛋白酶不敏感的染色体区段保持正常的核蛋白结构，吸收染料而呈现深色带；而对胰蛋白酶敏感的区段着色较浅。因而染色体标本经胰蛋白酶预处理和 Giesma 染色后，在染色体纵轴上可显示出明暗相间的带纹。

(二) G 显带标本的制备

1. 用 pH 6.8 的 PBS 配制 0.25％的胰蛋白酶溶液 50ml 于染色缸中，然后加入 Giesma 原液 0.8ml。

2. 取 pH 6.8 的 PBS 50ml，倒入另一染色缸中。

3. 将盛上述两溶液的染缸置于 37℃的水浴箱中，预热 10min。

4. 取出放在 56℃烘箱中存放 24h 的未染色的人外周血淋巴细胞染色体玻片标本一片，放入 37℃的 pH 6.8 的 PBS 中温育 7～8min。

5. 将温育过的玻片移入 37℃的胰蛋白酶-Giesma 溶液中消化染色 2～3min。

6. 取出玻片流水冲洗空气干燥。

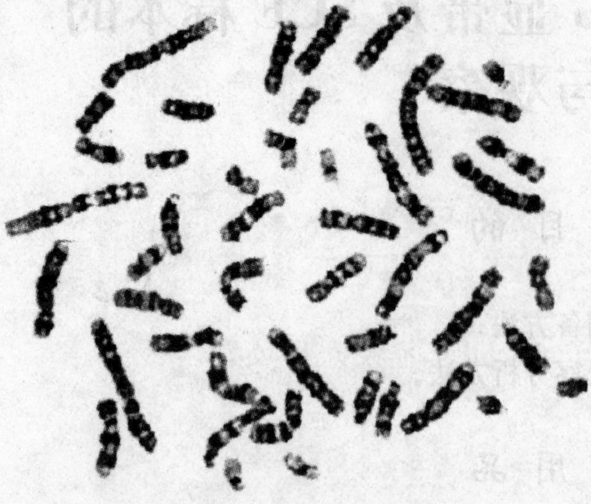

图 17-1 人染色体 G 显带图

（三）G 显带标本的观察

取 G 显带的染色体标本，先在低倍镜下找到分散良好的中期分裂相细胞，再转换油镜观察。可见每一条染色体的长轴上显示出一条条明暗相间的带纹，其宽窄不一(图 17-1)。仔细观察不同的染色体，其长臂和短臂上明带和暗带的数量、宽窄和位置都有所不同，但同源染色体上有相同带纹，每一对染色体都有其特定的带纹。因此，我们可用染色体的显带技术来准确地识别每一号染色体。

二、SCE 标本的制备与观察

（一）实验原理

5-溴脱氧尿嘧啶核苷(5-bromodeoxyuridine，BrdU)是一种碱基类似物，在 DNA 复制过程中，BrdU 可取代胸腺嘧啶核苷而掺入到新复制的 DNA 链中。因此，当细胞经历两个增殖周期后，同一染色体的两条姊妹染色单体的 DNA 双链在化学组成上便出现了差异。其中一条单体的 DNA 双链均掺入了 BrdU，而另一条单体的 DNA 双链均不含 BrdU。含有 BrdU 的 DNA 双链分子螺旋化程度较低，对 Giesma 染料的亲和力降低。故用 Giesma 染料染色时着色较浅，而单股含 BrdU 的 DNA 链染色较深。因此在显微镜下可观察到一条染色体的两条姊妹染色单体出现深浅不同的颜色。

姊妹染色单体交换(sister chromatid exchange，SCE)技术能够显示两姊妹染色单体在相同位置上同源对称片段的交换。研究证明，许多诱变剂和致癌物质均可诱发 SCE，使 SCE 频率升高，所以 SCE 频率是反映 DNA 损伤的灵敏指标，被广泛应用于 DNA 复制、细胞周期以及毒理遗传学等领域的研究。

（二）SCE 标本的制备

1. 细胞培养　取人外周血 0.2～0.3ml(肝素抗凝)，接种在含 PHA 的 RPMI1640 培养基中，置入 37℃的培养箱中培养。

培养 24h 后加入 500μg/ml 的 BrdU 0.1ml，使终浓度为 10μg/ml，37℃下避光继续培养 48h，收获细胞前 4～5h 加入浓度为 100μg/ml 秋水仙碱，使终浓度为 0.4μg/ml，按照常规空气干燥法制片。

2. SCE 标本的制备

(1) 将染色体标本片置入 37℃干燥箱中干燥 24h。

(2) 将干燥后的玻片标本放入培养皿中(标本片用牙签垫起来),滴加 1×SSC 溶液于玻片上,其上覆盖一张试镜纸,保持标本片湿润。

(3) 将培养皿置入 56℃水浴箱中,在培养皿上方 10cm 处用 20W 紫外灯照射 30min。

(4) 用镊子揭去试镜纸,自来水轻轻冲洗玻片。

(5) 干燥后用 Giesma 染液染色 1～3min(注意不宜染得太深),自来水缓慢冲洗后便制成了 SCE 标本(图 17-2)。

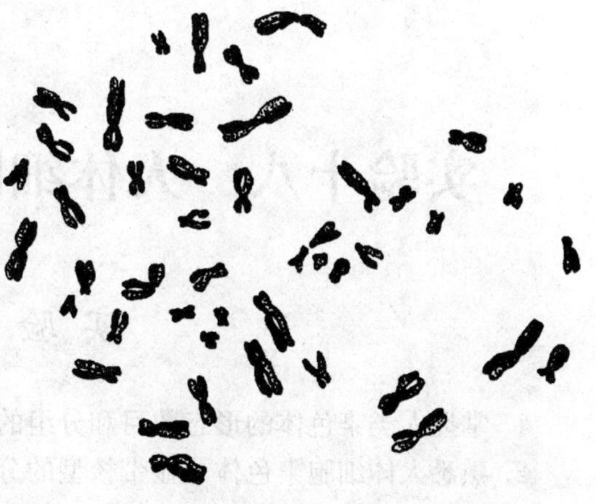

图 17-2　人外周血淋巴细胞中期染色体(示 SCE)

(三) SCE 标本的观察分析

1. SCE 标本的观察　取质量较好的 SCE 玻片标本,在显微镜下观察,在分散良好的中期分裂相细胞中可以看到每一条染色体的两条染色单体着色深浅不同。仔细观察,可见有些染色体的两条染色单体染色深浅有交叉,即一条染色单体上既有一部分深色,也有一部分浅色,两条染色单体的深浅色正好对应。这种现象说明姊妹染色单体发生了交换。

2. SCE 标本的分析　每一深浅色交替可计作一次交换,试计算 10～20 个细胞的 SCE 数并计算其平均数——SCE 频率。

$$\text{SCE 频率}=\frac{\text{累计互换数}}{\text{观察细胞总数}}$$

作业与思考

1. 制备染色体 G 显带分析报告。
2. 观察 15～20 个染色体分裂中期相,计算 SCE 频率。

【附】 试剂配制

1. 0.25%胰蛋白酶　取 0.125g 胰酶溶于 50ml 0.85%生理盐水,倒入染缸加 0.4%酚红 2 滴,3%三羟甲基氨基甲烷溶液 3～5 滴,调节 pH 为 7.0。

2. 0.4% 酚红　取酚红 1g 溶于 3ml 1mol/L NaOH 中,待完全溶解后,加入双蒸水至 250ml。

3. 3%三羟甲基氨基甲烷溶液(Tris)　取 3g 三羟甲基氨基甲烷加水定容至 100ml。

4. 1×SSC 溶液　取 NaCl 8.77g,枸橼酸钠 4.41g,溶于 500ml 蒸馏水中。

5. BrdU 液(500μg/ml)　取 BrdU 2mg 溶于 4ml 灭菌 0.9%NaCl 溶液中,摇匀后避光低温保存。

(梁素华　申跃武)

实验十八　人体细胞染色体核型分析

实验目的

1. 掌握人类染色体的形态数目和分组的依据。
2. 熟悉人体细胞染色体非显带核型的分析方法。

实验材料

一、器材

剪刀、胶水。

二、材料

人外周血淋巴细胞中期分裂相非显带染色体照片。

实验内容

一、实验原理

一个有丝分裂中期的体细胞中的全部染色体按其大小和着丝粒的位置排列成的图形叫核型(karyotype)。对有丝分裂中期的体细胞中的染色体进行配对、分组、排列及其形态结构特征的分析过程叫核型分析。人类染色体核型分析的依据是“人类细胞遗传学命名的国际体制”(ISCN)即Denver体制，按照染色体的大小和染色体上着丝粒所处位置差异将人体细胞中的23对染色体分成A、B、C、D、E、F和G七组。性染色体X染色体在C组，Y染色体在G组。

二、各组染色体的主要特征

A组：包括1～3号三对染色体。其中第1号染色体体积最大，为中央着丝粒染色体，其长臂的近侧有时有次级缢痕。第2号染色体略小，为近中着丝粒染色体。第3号染色体是A组最小的中央着丝粒染色体。

B组：包括4～5号两对染色体，都是近中着丝粒染色体，短臂较短，彼此不易区分。

C组：包括6～12号七对常染色体和X染色体。中等大小，都有近中着丝粒，彼此间难以区分。以下几点有助于识别本组中的各染色体：①第9号染色体长臂上有一次级缢痕；②第 6、7、8、11 号染色体的短臂较长，而第 9、10、12 号染色体的短臂较短；③X 染色体的大小介于第 7 和第 8 号染色体之间。

女性体细胞中有两条 X 染色体，所以 C 组染色体有 16 条(8 对)；男性体细胞中只有一条 X 染色体，所以其 C 组染色体总数为 15 条(7 对半)。

D 组：包括 13～15 号三对染色体。中等大小，都有近端着丝粒，短臂末端有随体。彼此之间不易区分。

E 组：包括 16～18 号三对染色体。中等大小，第 16 号染色体为中央着丝粒染色体，长臂上有次级缢痕；第 17 和 18 号染色体都是近中着丝粒染色体，其中 18 号染色体的短臂较短。

F 组：包括 19～20 号两对染色体，体积较小，都是中央着丝粒染色体，组内两对染色体之间难以区分。

G 组：包括 21～22 号和 Y 染色体，体积最小，都是近端着丝粒染色体，长臂常呈二分叉状。第 21 和 22 号染色体短臂末端都有随体，但第 21 号染色体较 22 号染色体小。

男性体细胞中的 Y 染色体也属于 G 组，但其体积略大于第 21 和 22 号染色体，其长臂的两条染色单体常常平行伸展，有时有次级缢痕，但短臂末端无随体。

三、核型分析的方法

将预先准备的染色体图纸上的染色体逐条剪下，按 Denver 体制分组排列于实验报告纸的相应位置上。一般可先排列形态特点明显、容易鉴别的各组染色体，然后再排列较难鉴别的各组染色体。如首先选取最大的 A、B 两组染色体，再选属于近端着丝粒的 D、G 组染色体，然后选较小的 E、F 组染色体，最后确定中等大小、最难区分的 C 组染色体。

排列时须注意将染色体的短臂朝上，长臂朝下，着丝粒最好处于一条直线上。经过反复调整后，用胶水粘贴于实验报告纸上，标出分析结果(图 18-1～图 18-3)。

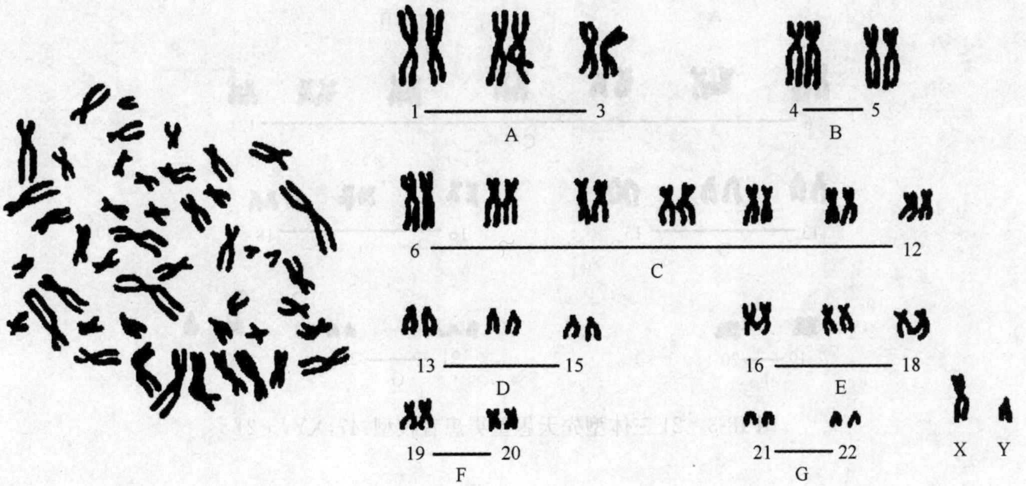

图 18-1　正常男性核型：46，XY

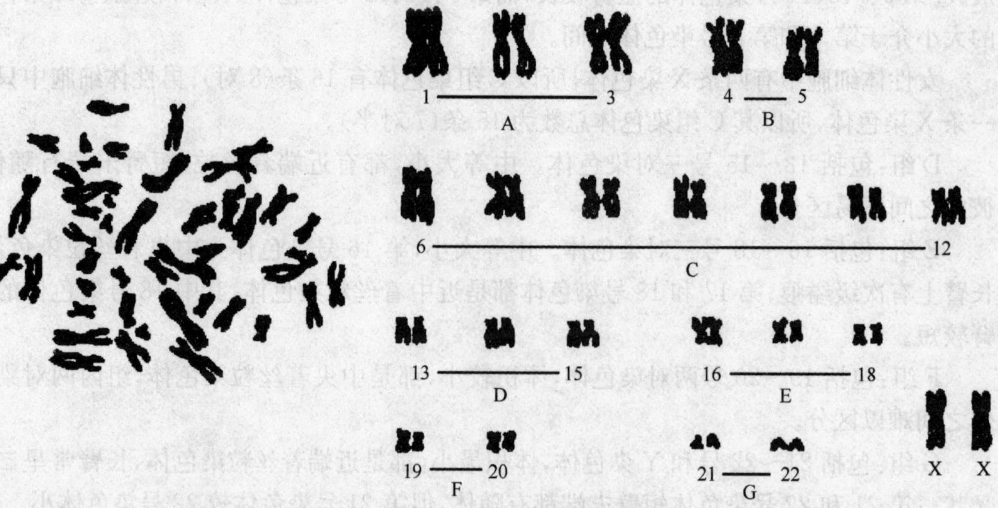

图 18-2　正常女性核型：46，XX

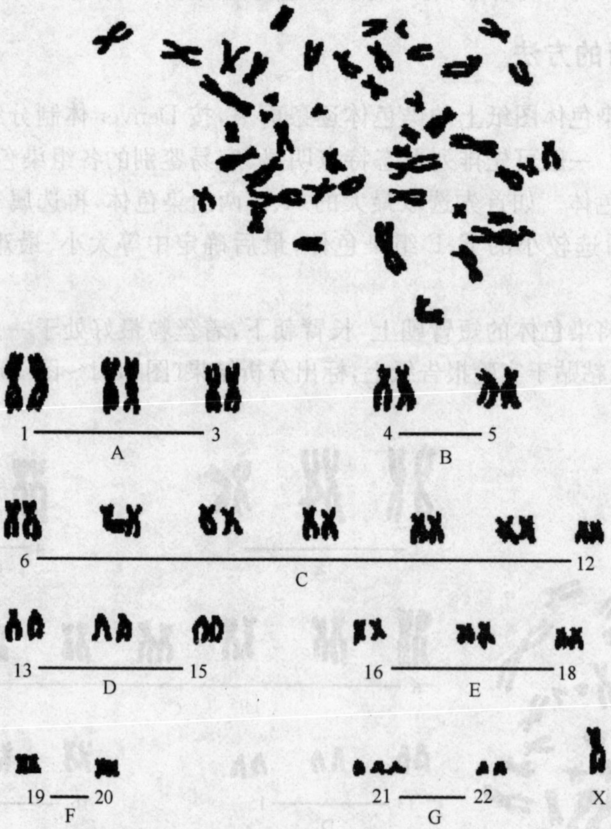

图 18-3　21 三体型先天愚型男患者核型：47，XY，＋21

作业与思考

1. 剪贴染色体核型图。
2. 核型分析的依据是什么？

（梁素华）

实验十九　人类性别鉴定及几种遗传性状的检查

实 验 目 的

1. 了解人类的性别鉴定方法。
2. 熟悉X染色质标本的制备方法和性染色质的形态特征。
3. 运用遗传学的基本规律合理解释所检查的几种遗传性状。

实 验 用 品

一、器材

光学显微镜、荧光显微镜、水浴箱、解剖镊、解剖剪、解剖针、刀片、电吹风、滴管、载玻片、盖玻片、染色缸、酒精灯、吸水纸、拭镜纸、消毒牙签。

二、材料

口腔黏膜上皮细胞、血涂片。

三、试剂

硫堇工作液、甲紫染液、0.5%盐酸喹吖因荧光染液、Giemsa染液、5mol/L HCl、Carnoy固定液、甲醇、95%～100%乙醇、二甲苯、指甲油、加拿大树胶、不同浓度的PTC溶液。

实 验 内 容

一、人类的性别鉴定

(一) X染色质标本的制备与观察

1. 实验原理　人类正常女性体细胞中有两条X染色体，但其中的一条X染色体在间期细胞中失活，形成一个卵圆形的X小体即X染色质，紧靠核膜的内缘。正常男性只有一条X染色体，这条X染色体在间期细胞中始终保持活性，故无X染色质形成。通过检测间期细胞中X染色质既可用于性别鉴定，也可用于临床性染色体病的诊断。

2. Giemsa染色法

(1) 取材制片：先让受检者用清水漱口两次，然后用消毒牙签钝头刮取口腔下唇内侧面的口腔黏膜上皮细胞(也可用发根毛囊细胞),弃去第一次刮到的细胞,在同一部位连刮几次,将刮取物均匀涂在干净的载玻片上晾干。

(2) 固定:将带有口腔黏膜上皮细胞标本的载玻片置入装有新鲜配制的 Carnoy 固定液的染色缸中固定 10min,取出后空气干燥。

(3) 水解:将玻片标本置于 5mol/L HCl 中,室温水解 20min。用新鲜蒸馏水冲洗 3~4 次。

(4) 染色:将水解后的玻片标本用 Giemsa 染液染色 10min,蒸馏水冲洗后晾干,酒精灯上过火脱水,二甲苯透明,加拿大树胶封片。

3. 硫堇染色

(1) 取材制片同上。

(2) 用 95%乙醇固定 30min。

(3) 水解方法同上。

(4) 将标本片放在硫堇染液中浸染 30min。

(5) 蒸馏水漂洗 3 次。

(6) 70%乙醇分色 0.5~1min。

(7) 依次用 95%和 100%乙醇脱水,二甲苯透明后加拿大树胶封片。

4. 甲紫染色法

(1) 取材制片、固定、水解等方法均同前。

(2) 用 0.5%甲紫溶液染色 8min。

(3) 用 95%乙醇分色。

(4) 脱水封片的方法同前。

5. 观察　将制好的玻片标本置低倍镜下观察,找到分散良好、彼此无重叠的细胞后,移至视野中央,转换高倍镜观察。在核膜完整而无皱褶的细胞中,X 染色质通常紧贴于核膜内缘,其形态为一结构致密而染色较深的、轮廓清晰的小体。直径为 1μm 左右,呈圆形、三角形或小丘状(图 19-1)。观察时应特别注意,凡位于细胞核中间,或核膜内缘与核中间同时出现的、类似 X 染色质的结构,均有可能是其他核质凝聚物,故不能认为是 X 染色质。

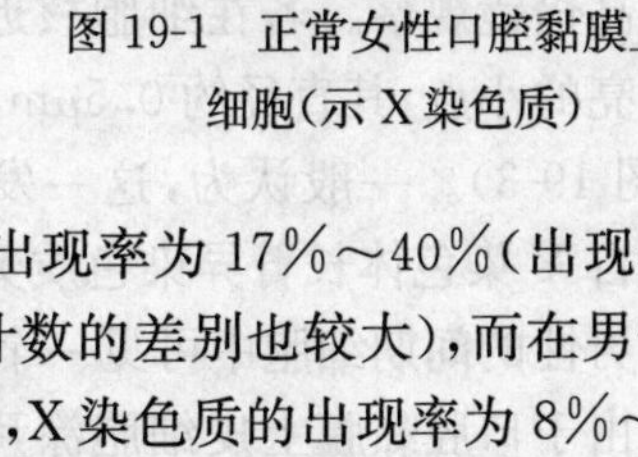

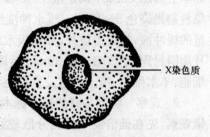

图 19-1　正常女性口腔黏膜上皮细胞(示 X 染色质)

在正常女性的口腔黏膜上皮细胞中,X 染色质的出现率为 17%~40%(出现率的高低与个体不同生理状态有关;另外,在不同实验室中计数的差别也较大),而在男性中则仅偶尔可见不典型者。在正常女性的发根毛囊细胞中,X 染色质的出现率为 8%~15%。X 染色质的数目为 X 染色体数目减 1,例如 XXX 个体有 2 个 X 染色质。所以,X 染色质检测可用于临床核性别的诊断。

(二) 鼓槌标本的制备和观察

1. 实验原理　鼓槌为人类女性中性粒细胞分叶核上的圆球形突出物,其直径约 1.5μm,有一细丝柄与分叶核相连,形似鼓槌。

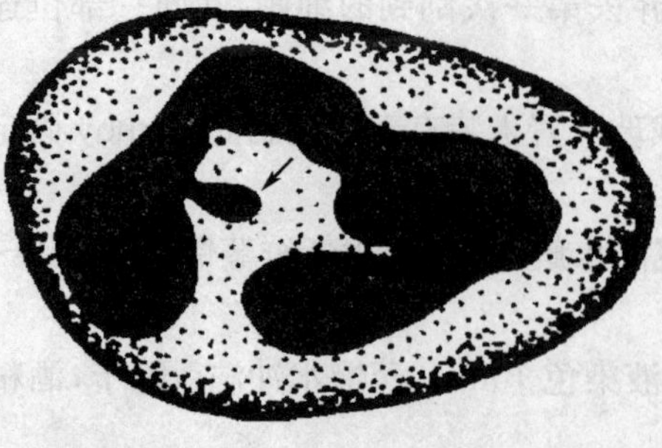

图 19-2　正常女性中性粒细胞(示鼓槌)

2. 取材制片　取女性耳垂血制成血涂片，将血涂片放入甲醇中固定 5～10min 后，用 Giemsa 染液染色 8～10min，流水冲洗，风干。

3. 观察　先在低倍镜下找到血涂片标本中的中性粒细胞，再换高倍镜仔细观察。在分叶核上有一细丝相连的圆球形突出物，即为鼓槌(图 19-2)。

正常女性的中性粒细胞分叶核上鼓槌出现率为 1.5%～6%，而正常男性一般都无鼓槌出现。鼓槌的数目和大小与 X 染色体的变化有关。例如 X 单体综合征患者的中性粒细胞分叶核上无鼓槌；而 X 多体型患者，其鼓槌数目相应增多。又如 X 染色体短臂缺失的患者中，可见其鼓槌较正常女性的小。因此，检查鼓槌除了可进行性别鉴定外，还有助于对 X 染色体数目异常或某些结构异常所引起的遗传病进行辅助诊断。

（三）Y 染色质标本制备和观察

1. 实验原理　正常男性个体间期细胞中有一条 Y 染色体，当用荧光染料染色时，就可看到在细胞核内有一大小约 0.3μm 的强荧光小体，称为 Y 染色质或 Y 小体。正常男性口腔上皮细胞的 Y 染色质检查阳性率为 80%，正常男性胎儿羊水细胞的 Y 染色质检查阳性率为 20%～70%。故通过检测间期细胞中 Y 染色质也可用于性别的鉴定和临床性染色体病的诊断。

2. 取材制片　用消毒牙签刮取男性口腔黏膜上皮细胞，制成临时涂片标本。在涂片标本上滴加 Carnoy 固定液 1～2 滴，固定 30～50min。室温干燥后用 0.5%盐酸喹吖因染料避光染色 5～10min，流水冲洗约 3min。再用 pH 6.0 的 PBS 分色约 5min 后滴加适量的缓冲液，加盖盖玻片，并用吸水纸吸去多余的缓冲液，再用指甲油或液状石蜡将盖玻片周围封固，平放暗处约 30min 后即可镜检观察。制备 Y 染色质标本的材料，还可用血细胞、羊水细胞、精子细胞及发根毛囊细胞等。

3. 观察　将制备好的玻片标本用荧光显微镜观察，先在低倍镜下找到分散较好的细胞，然后转换高倍镜观察。若在细胞核近中心处见有一个发亮的小点，其直径约 0.5μm，这便是 Y 染色质(图 19-3)。一般认为，这一发亮的荧光小点是来自 Y 染色体长臂异染色质荧光区，所以，在正常男性的间期细胞中可见一个 Y 染色质荧光点。由于口腔黏膜上皮细胞涂片内易混入细菌或其他荧光物质的干扰，故容易造成假阳性，因此要注意仔细鉴别。

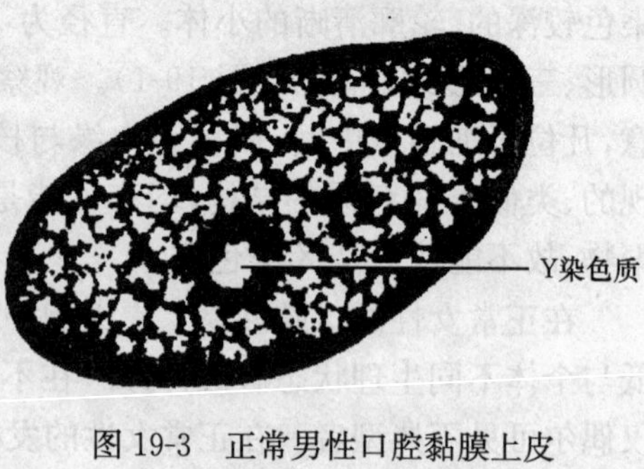

图 19-3　正常男性口腔黏膜上皮细胞(示 Y 染色质)

在男性的口腔黏膜上皮细胞中，其 Y 染色质的出现率为 78%左右。Y 染色质与 Y 染色体的数目相等。由于正常女性的细胞内无 Y 染色体，所以，Y 染色质检测也可用于临床核性别的诊断。

二、人类几种常见遗传性状的检查

(一) PTC尝味

1. 实验原理　苯硫脲(phenylthiocarbamide,PTC)是一种白色的结晶状药物,因含N—C═S基团而具有特殊的苦涩味,但对人无毒副作用。人群中不同种族、不同个体对PTC的尝味能力有差异,受7号染色体上的T基因控制。有的人能尝出很低浓度PTC溶液的苦涩味,称为PTC尝味者,基因型为TT或Tt,有的人尝不出PTC溶液的苦涩味,称为PTC味盲,基因型为tt,我国汉族人群中味盲约占10%。TT个体的尝味能力最强;tt个体的尝味能力极低,只能尝出高浓度的PTC溶液,有的人甚至尝不出PTC结晶药物的苦涩味;Tt个体的尝味能力间于TT和tt个体之间,表型为不完全显性遗传。

2. 尝味实验　做PTC尝味试验时,先从最低浓度的PTC溶液(1/2 400 000)开始,用消毒棉签沾取少量的PTC溶液,然后将沾有PTC溶液的棉签放在受检者的舌根部进行尝味,能够尝出该组PTC溶液味道的人为纯合显性(TT)尝味者。若尝未出味道,换一根棉签沾取浓度为1/240 000的PTC溶液尝味,能尝出该组PTC溶液味道的人为杂合(Tt)尝味者。若还未尝出味道,再换一根棉签沾取浓度为1/24 000的PTC溶液尝味,能尝出该组PTC溶液味道的人或尝不出味道的人均为PTC味盲(tt)。记录尝出味道的PTC溶液浓度,分析统计基因型。

(二) 耳垂

人类的耳垂是受基因控制的,有的人有耳垂(受显性基因控制),有的人无耳垂(受隐性基因控制)。有耳垂和无耳垂是一对相对性状,请检查你所在的实验室里哪些人有耳垂,哪些人无耳垂,统计出现的频率。

(三) 卷发

卷发和直发是人类的另一对相对性状,有的人有直发,有的人有卷发。请检查你所在的实验室里哪些人有直发,哪些人有卷发,统计出现的频率。

(四) 眼皮

双眼皮和单眼皮是人类的又一对相对性状。检查统计你所在的实验室里双眼皮和单眼皮出现的频率。

作业与思考

1. 观察计数30个女性口腔黏膜细胞,计算X染色质的出现频率。

2. 如何根据鼓槌数目判断受检个体的性别?

3. 怎样根据X染色质和Y染色质的阴阳性及数目确定受检个体的核型?

4. 统计全班同学的PTC尝味结果,计算出各种基因型的人数和比例,计算全年级同学T和t基因的频率。

5. 调查统计全年级同学的耳垂、卷发及眼皮的遗传表现。

【附】 试剂配制

1. 硫堇染液

(1) 硫堇原液:取硫堇2g,溶于100ml 50%乙醇中,待充分溶解后用滤纸过滤。

(2) 乙酸钠缓冲液：取乙酸钠 9.714g 和巴比妥钠 14.714g，溶于 500ml 蒸馏水中配成缓冲液。

(3) 硫堇工作液：硫堇原液：0.1mol/L HCl：乙酸钠缓冲液(40：32：28)混合，调 pH 至 5.7。

2. 甲紫染液　取 30ml 冰乙酸放入三角瓶中，瓶口加一棉塞，在酒精灯上加热至微沸，然后加入甲紫 1g 使其溶解，待冷却之后加入蒸馏水 70ml，经振荡后再静置 24h，过滤后置棕色瓶中保存备用。或者直接用甲紫溶液(紫药水)7ml，加入冰乙酸 30ml。

3. 0.5%盐酸喹吖因荧光染液　取盐酸喹吖因(QH)0.5g 溶于 100ml pH 6.0 的 PBS 或柠檬酸盐缓冲液中，将配好的试剂放入棕色瓶中，置于 4℃冰箱保存备用。

(梁素华)

实验二十　肿瘤细胞染色体制备及众数分析

实验目的

1. 熟悉肿瘤细胞染色体的制备方法。
2. 掌握肿瘤细胞染色体众数分析方法。

实验用品

一、器材

CO_2细胞培养箱、显微镜、冰箱、水浴箱、孵箱、离心机、超净工作台、10ml 刻度离心管、酒精灯、染色缸、毛细吸管。

二、材料

HeLa 细胞、HL_{60}细胞、肺癌患者的胸腹水细胞、白血病患者的骨髓细胞。

三、试剂

RPMI1640 培养液，小牛血清、1.0mg/ml 秋水仙碱、2mg/ml 秋水仙碱、Giemsa 原液、PBS、0.075mol/L KCl、0.02% EDTA、0.25%胰蛋白酶、Carnoy 固定液。

实验内容

众所周知，几乎所有肿瘤细胞都有染色体异常，且被认为是癌细胞的重要生物学特征。自从 1960 年在慢性粒细胞白血病(chronicmyelogenorsleukemia，CML)患者中发现了 Ph 染色体后，对肿瘤细胞染色体异常的研究已发展为遗传学的一个分支，即肿瘤细胞遗传学。

一、体外培养癌细胞染色体标本的制备

(一) 实验原理

利用肿瘤细胞无限增殖的特点，掌握其体外生长动态，收获处于对数生长期的细胞便可获得丰富的分裂相。

(二) HeLa 和 HL_{60} 细胞染色体的制备

1. 以 1.6×10^5个/ml 细胞将 HL_{60} 细胞接种于培养瓶内，48h 后以终浓度为 0.04μg/ml

的秋水仙碱处理2.5h，移入10ml离心管。按外周血淋巴细胞染色体制备方法制备HL_{60}细胞染色体标本片。

2. 将长成单层的HeLa细胞按1∶2传代培养36h，以终浓度为0.04μg/ml的秋水仙碱处理3h，终止培养，用0.25%胰蛋白酶-0.02%EDTA混合消化液处理单层细胞，待细胞收缩变圆后弃消化液。加入少许0.075mol/L KCl低渗液将细胞从瓶壁洗脱，移入10ml离心管，加入预热至37℃的低渗液至6ml，在37℃水浴箱中处理25min。按人外周血淋巴细胞染色体标本制备方法制备HeLa细胞染色体标本片。

二、骨髓细胞染色体的制备

（一）实验原理

骨髓细胞染色体标本制备通常针对白血病患者，特别是慢性或急性粒细胞性白血病，因为骨髓反映粒细胞增生情况，这些病人不宜用外周血。即使是淋巴细胞性白血病，也不主张用外周血，因为加PHA刺激外周血培养，只能获得正常淋巴细胞分裂相，并不能反映那些病理淋巴细胞的染色体改变。

（二）染色体的制备方法

1. 短期培养法

(1) 取材：无菌条件下从患者髂骨取骨髓液0.2～0.5ml，注入装有5ml培养液的培养瓶中。

(2) 培养：37℃培养23～25h后加入终浓度为0.07μg /ml秋水仙碱，继续培养3～4h，收获细胞。

(3) 制片：低渗、固定和制片方法与人外周血淋巴细胞染色体制备相同。

2. 直接制备法

(1) 无菌条件下从患者髂骨抽取0.3～0.5ml骨髓液，立即注入5ml生理盐水中（含秋水仙碱终浓度为0.07μg/ml），用吸管轻轻将骨髓中脂肪颗粒充分吸掉，1000r/min离心8min，弃上清。

(2) 加入生理盐水（含秋水仙碱终浓度为0.07μg/ml）2～3ml，室温放置2～3h，离心弃上清。

(3) 制片方法同前。

三、胸腹水细胞染色体的制备

（一）实验原理

某些肿瘤细胞脱落入胸腹水中，并继续生长增殖，由胸腹水细胞可制备较好的染色体标本，分裂相多，异倍性，有结构畸变，常用于肿瘤阳性诊断。因此，胸腹水细胞染色体分析对恶性肿瘤具有较高的辅助诊断价值。

（二）染色体的制备方法

1. 取新鲜胸腹水20～40ml，以1000r/min离心10min，弃上清。

2. 加入10ml 37℃预热的RPMI1640，将细胞吹打混匀。

3. 向细胞悬液中加入终浓度为0.2～0.5μg/ml秋水仙碱，置37℃水浴箱中温育60～90min。

4. 1000r/min 离心 10min，弃上清液。

5. 加入预热至 37℃的 0.075mol/L KCl 低渗液 8ml，低渗处理 5～10min。

6. 固定、制片方法同前。

四、肿瘤细胞染色体标本的观察

显微镜下仔细观察 HeLa 细胞、HL_{60} 细胞、肺癌患者的胸腹水细胞、白血病患者的骨髓细胞染色体，发现或可疑有结构异常者摄像分析。计数上述几种癌细胞的染色体数目，至少 20 个分裂相。

统计染色体数目变化的范围，染色体变化主要涉及的染色体，干系的染色体数目以及标记染色体出现的频率。

作业与思考

1. 统计 HeLa 细胞、HL_{60} 细胞、肺癌患者的胸腹水细胞、白血病患者的骨髓细胞中染色体数目变化的范围，染色体数目变化主要涉及的染色体，干系的染色体数目及标记染色体出现的频率。

2. 为什么不同类型的肿瘤细胞中所加秋水仙碱的浓度和处理的时间不相同？

【附】 试剂配制

2mg/ml 秋水仙碱溶液：取秋水仙碱 0.1g，放进 50ml 容量瓶中，滴入少许乙醇导溶后加适量蒸馏水振摇使其全部溶解，最后定量到 50ml。将其转入棕色瓶中保存，使用时再按所需要浓度进行稀释。

（曾　梅）

实验二十一　遗传病家系分析

实 验 目 的

1. 掌握单基因遗传病系谱分析方法。
2. 培养和提高学生综合分析和解题的能力。

实 验 内 容

系谱分析(pedigree analysis)是研究单基因遗传病常用的方法。首先是对某遗传病家系的所有成员的健康状况和发病情况进行详细的调查,将获得的信息绘制成系谱图,然后根据孟德尔定律进行分析,确定疾病的遗传方式,正确书写出患者及其双亲的基因型,估计发病概率。

一、例题

例 1　图 21-1 为一轴后型多指症家系,分析系谱回答下列问题:

(1) 先证者与一正常男性结婚,所生孩子患病的概率是多少?

(2) $Ⅱ_4$和$Ⅱ_5$的子女中为什么没有患者?

(3) $Ⅱ_6$和$Ⅱ_7$表型都正常,为什么在子女中出现了患者?

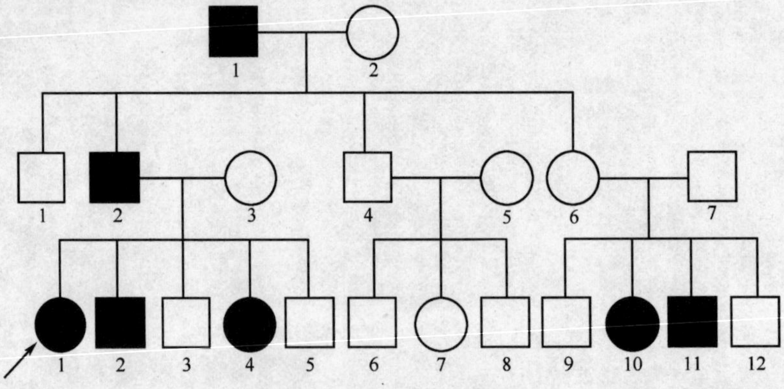

图 21-1　轴后型多指症家系

解题

第一步　确定疾病的遗传方式

从先证者入手,分析系谱的特征,与所学习过的几种不同类型的单基因遗传病系谱的特点进行比较。

先证者($Ⅲ_1$)为女性,她的父亲($Ⅱ_2$)是轴后型多指症患者,$Ⅱ_2$的父亲(I_1)也是患者;先证者的一个弟弟($Ⅲ_2$)和妹妹($Ⅲ_4$)患同样疾病,且发病概率约1/2。该系谱所表现出的特征与常染色体显性遗传病系谱的特点基本一致,即患者的双亲之一是患者,且代代有患者;男患者的后代中儿女都发病,发病率约1/2。由此可推断轴后型多指症的遗传方式为常染色体显性遗传(AD)。

第二步　正确书写出先证者及其双亲的基因型

由于轴后型多指症为AD病,故致病基因位于常染色体上,且为显性。在AD病中,患者的基因型一般为杂合子。设致病基因为A,与之等位的正常基因为a。那么该家系中的先证者$Ⅲ_1$的基因型应为Aa;她的父亲$Ⅱ_2$是同种疾病患者,基因型也为Aa;$Ⅲ_1$的母亲($Ⅱ_3$)未发病,基因型应为aa。

第三步　估计患者后代及患者同胞的发病概率

(1) 先证者$Ⅲ_1$与正常男性结婚,所生孩子患病的概率:$Ⅲ_1$的基因型为Aa,正常男性的基因型应为aa,根据分离定律,Aa个体可产生两种类型的配子,即A和a;aa个体只能产生一种a配子。故后代的基因型只有两种Aa∶aa =1∶1。基因型为Aa的个体将成为轴后型多指患者,占1/2;而基因型为aa的个体将发育为正常人,也占1/2。所以AD病患者与正常人婚配,所生子女的发病概率为1/2。

(2) $Ⅱ_4$和$Ⅱ_5$的子女无患者的原因:根据系谱分析可知$Ⅱ_4$的父亲($Ⅰ_1$)的基因型为Aa,母亲($Ⅰ_2$)的基因型为aa。那么$Ⅰ_1$和$Ⅰ_2$的后代可能有的基因型为Aa ∶ aa = 1∶1,即每生育一个孩子都有1/2的可能成为正常人,$Ⅱ_4$未发病,基因型应为aa。与$Ⅱ_4$婚配的女性$Ⅱ_5$正常,基因型为aa。在无新的基因突变发生的情况下,两个aa个体婚配,后代只有一种类型aa,表型正常。即在AD病中,双亲无病时,子女一般也不发病。所以$Ⅱ_4$和$Ⅱ_5$的后代中无患者。

(3) $Ⅱ_6$和$Ⅱ_7$的子女中出现患者的原因:$Ⅱ_6$和$Ⅱ_7$表型正常,但子女中出现了患者,而且发病率为1/2。根据这一事实可以推知子女的致病基因是从亲代传下来的,而不是新突变所致。因为$Ⅱ_6$的父亲是患者(Aa),母亲正常,故$Ⅱ_6$的基因型既有1/2可能为Aa,也有1/2可能性为aa。根据她的子女有患者且发病率为1/2这一事实推定:$Ⅱ_6$是Aa而不是aa。由于带同一致病基因的不同个体遗传背景不同,因而导致某一致病基因在不同个体的表现率存在差异,甚至显性基因不表达,表现出不规则显性。

例2　图21-2为一全色盲家系,已知群体中隐性致病基因频率为0.01。分析系谱回答下列问题:

(1) $Ⅲ_1$若与群体中的正常男性随机婚配,所生子女患全色盲的概率是多少?

(2) $Ⅲ_3$若与一正常男性随机婚配,子女患病的概率是多少?

(3) $Ⅳ_1$若与一正常男性随机婚配,所生子女患病的概率是多少?

解题

该家系4代人中只有$Ⅳ_1$患病,且患者的双亲表型正常,但是姑表兄妹婚配。双亲均不患病,但婚后生出了患病的女儿,故该病为常染色体隐性遗传(AR)病。

设B为正常基因,b为致病基因,患者$Ⅳ_1$的基因型为bb,其双亲均为肯定的致病基因携带者,基因型为Bb。由此推断:

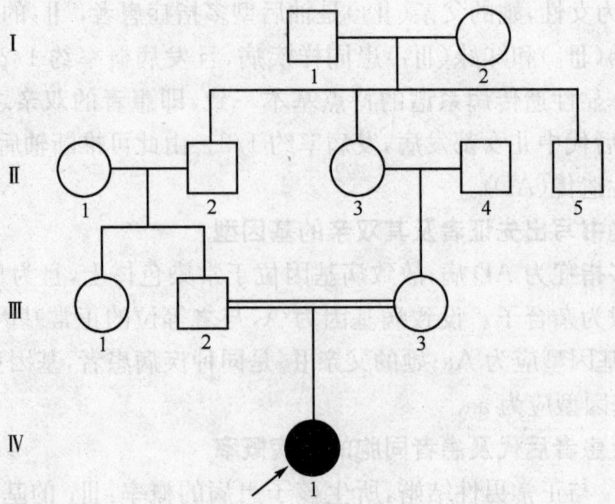

图 21-2　全色盲家系

(1) $Ⅲ_1$与群体中的正常男性随机婚配，所生子女患全色盲的概率

∵群体致病基因 b 频率＝0.01，正常基因 B 频率＝1－0.01＝0.99

∴与$Ⅲ_1$结婚的男性是携带者的频率 2Bb＝2×0.01×0.99≈1/50

又∵$Ⅲ_2$是肯定的携带者 Bb

∴$Ⅲ_1$是携带者频率为 1/2（一级亲属之间基因相同的可能性为 1/2）

∴他们所生子女患全色盲的概率为：1/50×1/2×1/4＝1/400

(2) $Ⅲ_3$ 与正常男性随机婚配，子女患病的概率

∵$Ⅲ_3$ 是肯定的携带者，与她婚配的男性是携带者的概率约为 1/50

∴他们的子女患病的概率为：1×1/50×1/4＝1/200

(3) $Ⅳ_1$若与一正常男性结婚，所生孩子患病的概率

∵$Ⅳ_1$的基因型为 bb，与她婚配的正常男性有 1/50 的可能性为 Bb

∴他们的子女患病的概率为 1/2×1/50＝1/100

二、讨论题

该部分内容由学生以小组为单位通过讨论来解决。

1. 图 21-3 是一遗传性肾炎家系，分析系谱回答下列问题：

(1) 该病属何种遗传病？

(2) $Ⅲ_3$和$Ⅲ_5$为什么没有患病？

(3) 先证者如果与一正常男性结婚，所生儿子患同样疾病的概率是多少？

2. 图 21-4 是一黑尿病家系，群体中致病基因频率为 0.001。分析系谱回答下列问题：

(1) $Ⅳ_1$、$Ⅳ_2$和$Ⅳ_3$患黑尿病的概率是多少？

(2) 如果$Ⅲ_6$与正常家庭的成员随机婚配，子女患病的概率是多少？

(3) 如果$Ⅳ_3$是黑尿病患者，$Ⅲ_5$和$Ⅲ_6$再生孩子患黑尿病的概率是多少？

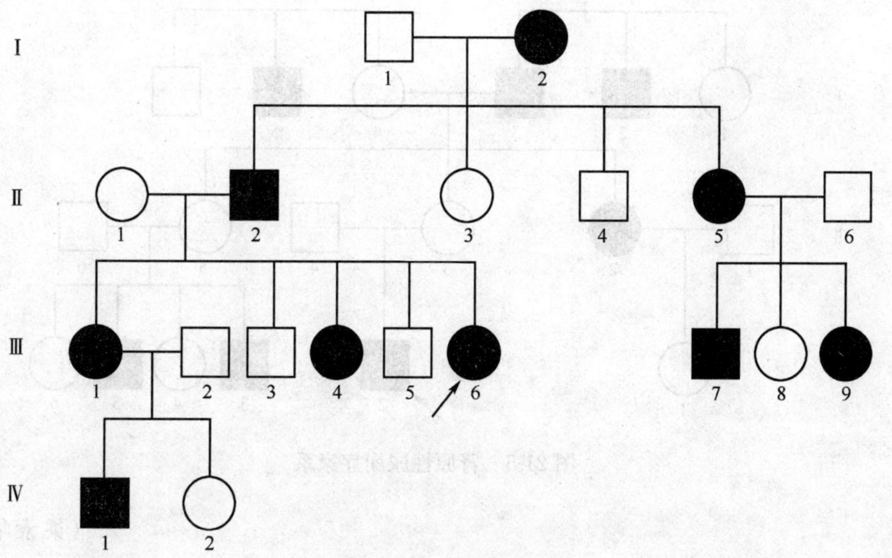

图 21-3　遗传性肾炎家系

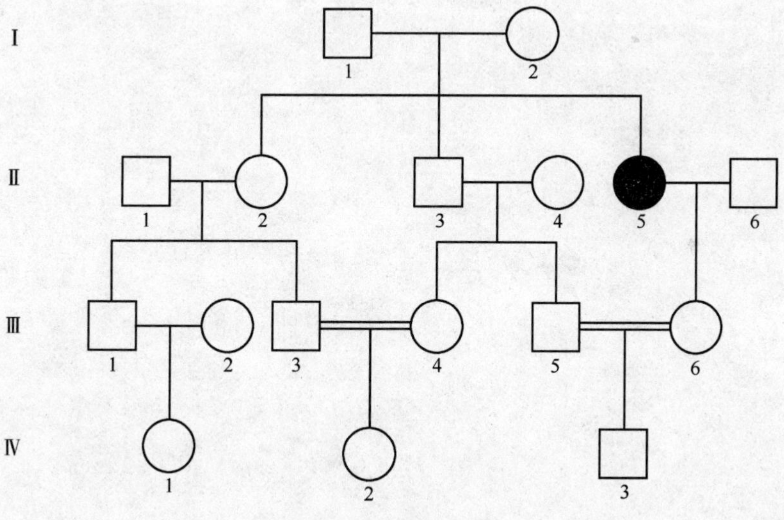

图 21-4　黑尿病家系

3. 图 21-5 是一肾原性尿崩症家系，分析系谱回答下列问题：

(1) 先证者的致病基因来自何方？

(2) 为什么家系中男患者众多？

(3) $Ⅱ_2$的致病基因来自谁？为什么？

(4) 先证者若与正常女性结婚，所生子女患病的概率是多少？

4. 一个先天性聋哑患者的外甥女与一位男性结婚，该男性的祖母是同种疾病患者。请问他们所生子女患先天性聋哑的概率是多少？(绘出系谱)

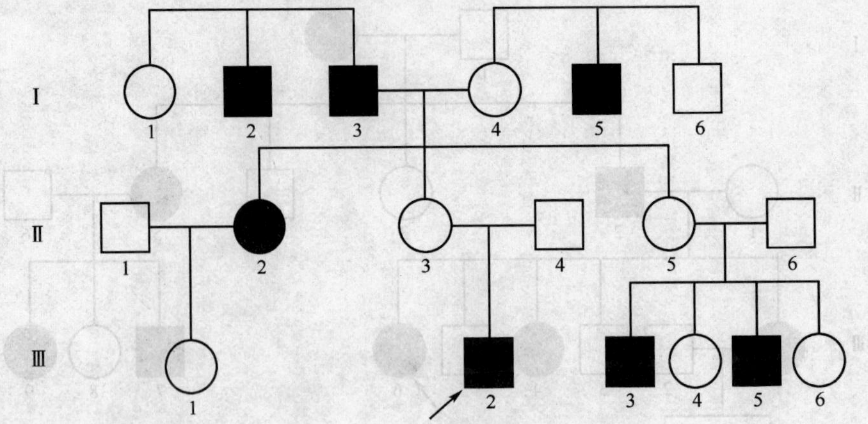

图 21-5 肾原性尿崩症家系

（梁素华）

实验二十二 家兔解剖

实验目的

1. 熟悉哺乳动物的主要结构特征。
2. 初步掌握家兔的解剖方法。

实验用品

一、器材

解剖盘、解剖剪、解剖镊、骨剪、解剖刀、5ml 注射器、脱脂棉、麻线。

二、材料

活家兔、家兔骨骼标本、兔头浸制标本及家兔浸制标本。

实验内容

一、家兔的处死

处死家兔的方法有多种，这里主要介绍两种。

(一) 空气栓塞法

一手抓住兔颈部皮肤，另一手托起其背部，置于实验台上。一人左手紧握兔的双后肢，右手紧握双前肢，另一人先按摩兔耳，并用湿棉花将兔耳郭边缘的毛润湿，然后用注射器在耳郭上选一较粗的静脉，向心方向注入空气 4～5ml，形成气栓塞，使家兔缺氧窒息而死亡。

(二) 淹死

右手紧握兔耳，左手握紧后肢，将家兔的身体拉直，然后将兔头浸入水中。几分钟后，兔即窒息而死亡。

二、剥离和暴露

将处死的家兔仰卧于解剖盘内，用麻绳将其固定在解剖盘中。然后用湿布润湿腹毛，并将毛分向左右两侧。左手持解剖镊夹起家兔腹后部的皮肤，右手持解剖剪沿腹正中线，从尿殖孔向前至下颌角的皮肤剪一纵切口，并用解剖刀分离切口两侧的皮肤。再用同法沿腹正中线剪开腹壁(注意剪尖上挑,以免伤及内脏),向前剪至胸骨后缘,由此处分别向两侧剪成横切口,以暴露腹腔内的脏器。

一手提起胸骨剑突,一手将肝脏轻轻后压,可见腹腔前壁有一较厚、呈肌性膜状的膈(diaphragm),为哺乳动物的重要特征之一。膈之后为红褐色、大而分叶的肝脏,肝脏的左下方是呈囊状的胃。胃背侧的左后方为一狭长而呈红褐色的脾。腹腔的其余部分,则为迂回盘曲的小肠。小肠右侧的前方为粗大的盲肠和缢缩多节的结肠。拨开一侧肠曲,可见肝脏后缘的脊柱两侧有1对蚕豆形的肾脏,肾前内侧缘有一黄色圆形的肾上腺。观察完毕后,再剖开胸腔。用解剖镊提起胸部左后侧缘肌肉,用解剖剪由此向前剪断肌肉,剪至前肢基部,右侧亦同(注意胸廓前缘肌肉中有一颈横静脉,切勿剪断,否则会大量出血)。然后将胸骨左右侧的肋骨剪断(勿伤及内脏),剪至第1、2肋骨间时,要特别小心,因颈总静脉在此与锁骨下静脉汇合成前腔静脉,穿入胸腔。用解剖镊轻轻提起胸骨,可见连接心脏与胸骨内壁的膜,称纵隔膜(mediastinum)。然后剪断此膜,除去胸骨及其与之相连的肋骨,暴露胸腔,可见心脏位于心包内,两侧为肺,心脏前方被脂肪状的胸腺(thymus gland)所包围。

消化系统的观察

家兔的消化系统由消化道和消化腺两大部分组成。

一、消化道

兔的消化道(digestive tube)很长,分化程度很高,由口腔、咽、食管、胃及肠等几部分组成。

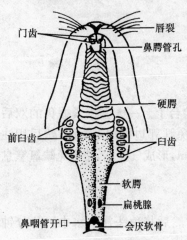

图 22-1 家兔的口腔顶部

(一) 口腔和咽

口腔(cavitas oris)最前缘为唇,两侧为颊。用解剖剪沿口角剪开,将咬肌剪断,用力拉开下颌,使口张开。观察口腔背壁,前部为硬腭,其上有很多横皱襞,后部为软腭,软腭之后为咽(pharynx)。沿软腭中线由后向前剪开,可见一对内鼻孔,内鼻孔之后有一对耳咽管的开口,此管沟通咽部与中耳腔(图 22-1)相通。口腔底部为肌肉质的舌。口腔的后方为咽,咽腔底部有一喉门,喉门背方为横裂的食道口。

(二) 食管

食管(esophagus)为一较细的管道,从食管口开始,沿气管背方后行,穿过膈膜与胃相连(图 22-2)。

(三) 胃

胃(stomach)为一呈弧形的囊状结构,前与食管相连,后与十二指肠相连。胃前方与食道交界处称贲门,胃后方与十二指肠交界处称幽门。胃体前缘较小的弯曲称胃小弯,胃体后缘较大的弯曲为胃大弯。胃体上盖有一袋状膜,称大网膜。胃大弯左侧有一长条形暗红色的腺体为脾脏(spleen),属淋巴系统(图 22-2)。

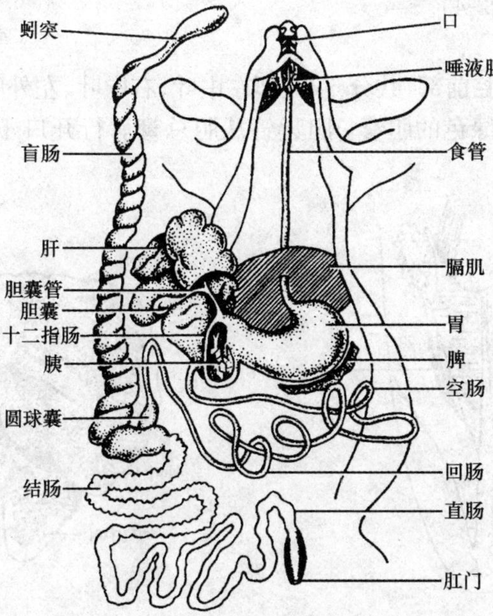

图 22-2　家兔的消化系统

（四）肠

家兔肠(intestine)的长度是身体长度的 15～16 倍，这与其草食性有关。肠分为小肠(包括十二指肠、空肠、回肠)和大肠(包括盲肠、结肠和直肠)。回肠和结肠之间有一较大的圆球囊，自此分出一支粗大的盲肠，其前段粗大，表面具螺旋形缢痕，末端变细，外表光滑，称为蚓突(vermiform appendix)，盲肠有消化纤维的功能。直肠末端开口于肛门(图 22-2)。

二、消化腺

家兔的消化腺(digestive gland)包括唾液腺、肝脏及胰脏等几部分。

（一）唾液腺

唾液腺是哺乳动物特有的消化腺，所分泌的唾液分别经导管流入口腔。家兔具有 4 对唾液腺。

1. 耳下腺(腮腺)　耳下腺位于耳壳基部腹面的 1 对粉红色腺体，呈分散的颗粒团块状，其导管横过咬肌表面穿入下颌，开口于上颌臼齿处(图 22-3)。

2. 眶下腺　眶下腺位于眼窝底部，呈乳白色(图 22-3)。

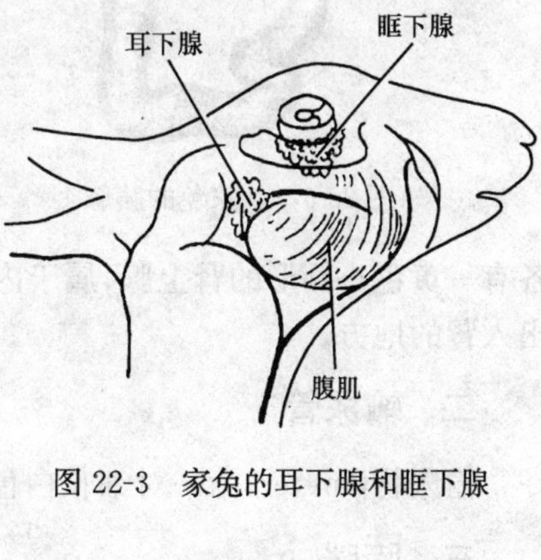

图 22-3　家兔的耳下腺和眶下腺

3. 颌下腺　颌下腺位于下颌后部两侧，呈浅粉红色，扁平条状。颌下腺的导管前伸，开口于口腔(图 22-4)。

4. 舌下腺　舌下腺位于齿骨连接缝后缘，较小，呈赤褐色细长条形，有几条导管，相互平行开口于舌下(图 22-4)。

(二) 肝脏

肝脏(liver)位于腹腔前部,共分 6 叶,即左中叶、右中叶、左外叶、右外叶、方形叶及尾状叶。右中叶腹面有一绿色的胆囊,胆囊管从胆总管后行开口于近幽门约 1cm 处的十二指肠壁上(图 22-5)。

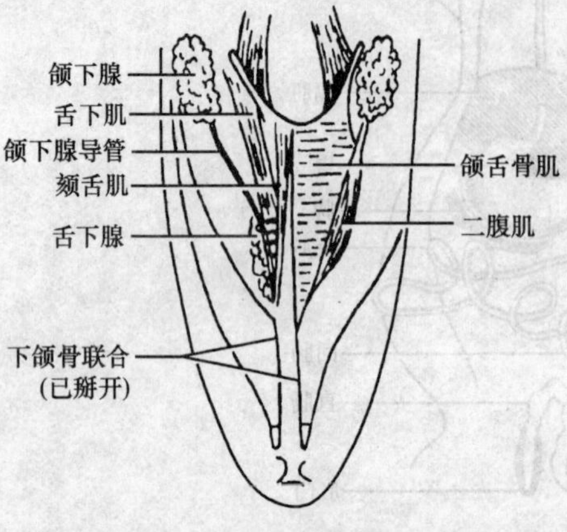

图 22-4　家兔的颌下腺和舌下腺

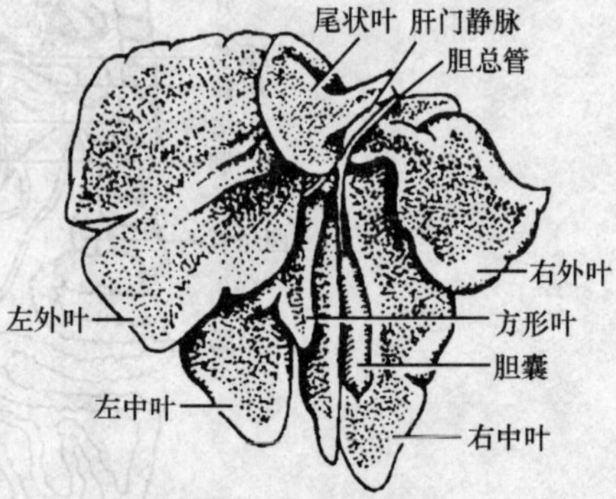

图 22-5　家兔的肝脏

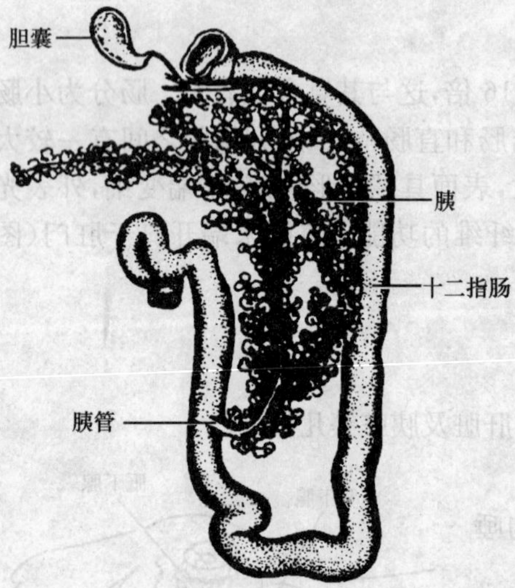

图 22-6　家兔的胰腺

(三) 胰脏

家兔的胰脏又叫胰腺(pancreas),呈浅粉红色,散布在十二指肠前段弯曲的肠系膜上,胰腺管较短,开口于十二指肠后段,距胃大弯约 40cm 处(图 22-6)。

泌尿系统的观察

家兔的泌尿系统包括肾脏、输尿管、膀胱及尿道等 4 个部分(图 22-7、图 22-8)。

一、肾脏

肾脏(metanephros)一对,位于腹腔腰部脊柱的两侧,右肾略前,左肾稍后。肾前方内侧缘各有一黄色小圆形的肾上腺,属于内分泌腺。肾内侧有一凹陷处称肾门,为输尿管、血管出入肾的地方。

二、输尿管

输尿管(ureter)为一对细长白色的小管,自肾门发出,沿脊柱两侧后行直达膀胱。

三、膀胱

膀胱(urinary bladder)为一囊状结构,前部大,后部缩小,似梨状。位于直肠后部的腹面，与尿道相通。

四、尿道

尿道(urethra)为泌尿系统最末的一段管道，前与膀胱相连，后端开口于体外。雄兔的尿道兼排精之用，开口于阴茎末端；雌兔的尿道开口于阴道前庭。

生殖系统的观察

一、雄性生殖系统

雄家兔的生殖系统由睾丸、输精管及阴茎等几部分组成。

(一) 睾丸

睾丸(testis)为一对白色的卵圆形腺体，是产生精子的地方。幼兔的睾丸位于腹腔内；性成熟的雄兔在生殖季节睾丸沿腹股沟管下行降至阴囊内；在非生殖季节睾丸则沿腹股沟管上行到腹腔内。睾丸背方有一隆起的带状结构，称附睾。由附睾发出的白色细管为输精管，附睾末端为膨大的储精囊(图 22-7)。

(二) 输精管和阴茎

输精管(spermatic duct)由附睾发出，常与神经和血管伴行，经腹股沟管进入腹腔，在膀胱基部背方开口于尿道(图 22-7)。在输精管末端背侧部有前列腺分布，前列腺的分泌液具稀释精液的作用。

(三) 阴茎

阴茎位于身体腹面后方，在睾丸内形成的精子通过输精管和尿道，再经阴茎排出体外。

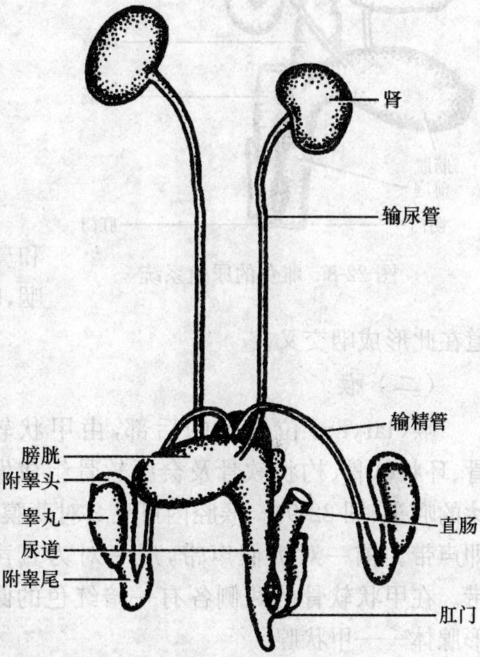

图 22-7 雄兔的尿殖系统

二、雌性生殖系统

雌家兔的生殖系统由卵巢、输卵管、子宫及阴道等几部分组成。

(一) 卵巢

卵巢(ovary)为一对浅粉红色的扁圆形小体，由肠系膜悬挂于腹腔后部两背侧(图 22-8)。卵巢既是产生卵子的地方，也是雌性激素分泌的场所。卵巢表面可见到小而透明的成熟卵泡。

(二) 输卵管

输卵管(oviduct)是位于卵巢外侧的白色细长小管，其前端开口处膨大，称喇叭口，后

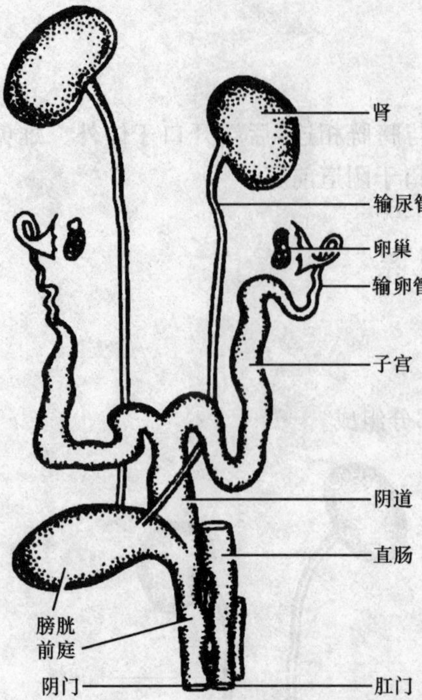

图 22-8 雌兔的尿殖系统

端膨大为子宫(图 22-8)。

（三）子宫

子宫(uterus)是输卵管后端膨大的部分,家兔的子宫为双子宫,子宫开口于阴道(图 22-8)。

（四）阴道

左右子宫后端会合为阴道(vagina),阴道向后延伸为阴道前庭,其腹面有尿道的开口,前庭以泄殖孔开口于体外。

呼吸系统的观察

家兔的呼吸系统包括呼吸道和肺两大部分。

一、呼吸道

呼吸道由鼻、咽、喉和气管等部分组成。

（一）鼻和咽

鼻(nose)位于口的背方,分为外鼻孔、内鼻孔和鼻腔,鼻腔内有复杂的鼻间隔。口腔的后方为咽,咽腔底部有一喉门,哺乳动物的消化道和呼吸道在此形成咽交叉。

（二）喉

喉(larynx)位于咽的后部,由甲状软骨、环状软骨、杓状软骨及会厌软骨组成发达的喉头(图 22-9)。喉腔内可见 2 对薄膜,即声带。前一对为假声带,后一对为真声带。在甲状软骨的两侧各有一暗红色的圆形腺体——甲状腺。

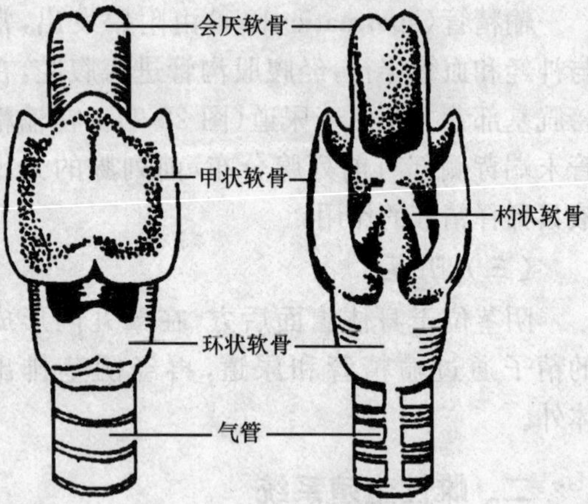

图 22-9 家兔的喉
左:腹面观;右:背面观

（三）气管

气管(trachea)是位于喉之后的一管道,由许多半环状软骨组成。气管前端与喉相连,后端分为左右支气管入肺,左右支气管再分支为细支气管,其末端膨大成囊状,囊内分隔为肺泡。

二、肺

肺(lung)为海绵状,位于胸腔内,分左右两肺。左肺 3 叶,右肺 3 叶,左右肺之间有一中间叶(图 22-10)。肺以肺泡增大气体交换面积,使呼吸机能得以加强。

循环系统的观察

家兔的循环系统由心脏、动脉系统和静脉系统等几部分组成。

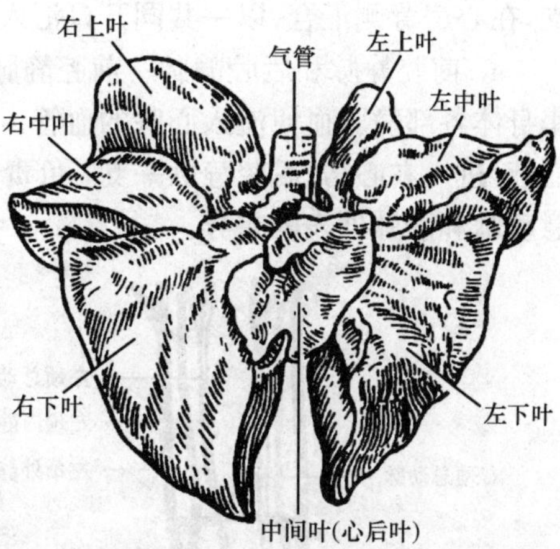

图 22-10 家兔的肺

一、心脏及其相连的血管

(一) 心脏

心脏(heart)位于胸膜腔内,其外包被一层很薄的心包膜。幼兔心脏的前部被发达的胸腺遮盖,成兔胸腺退化,仅留痕迹。小心剪开心包膜,细心地分离出与心脏相连的血管。

家兔的循环系统为完全的双循环(体循环和肺循环),其心脏包括完整的二心房和二心室。前部为左、右心房,呈红褐色;后部为左、右心室,呈圆锥形,其壁较心房的厚。试用手触摸左、右心室壁的厚度有何不同(图 22-11、图 22-12)。

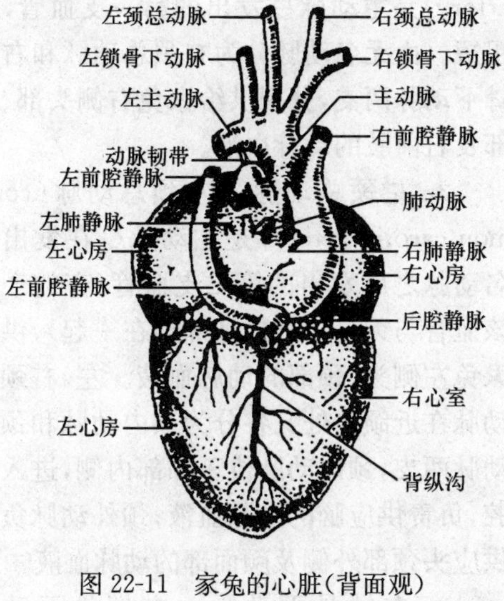

图 22-11 家兔的心脏(背面观)

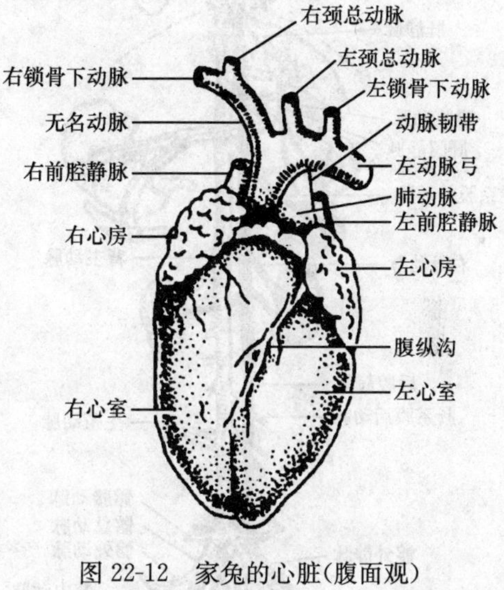

图 22-12 家兔的心脏(腹面观)

(二) 与心脏相连的血管

1. 主动脉弓 主动脉弓(aorta)自左心室发出,前行不远分出 3 支血管(无名动脉、左颈总动脉及左锁骨下动脉)至前肢和头部,主干向左后弯曲,继续后行成为背主动脉(右主动脉弓退化)。由背主动脉发出许多的分支到腹腔内的各器官系统、后肢及尾部。

2. 肺动脉 肺动脉(pulmonary artery)由右心室前端腹面发出,分左右两支入左右肺,其后再分为细支,最后形成缠绕肺泡的微血管网。

注意观察肺动脉内输送的血液与主动脉内的血液的差异。

3. 肺静脉 肺静脉(pulmonary vein)是收集肺内血液回流入心脏的血管,分左右两支,在心房背侧汇合,以一共同开口汇入左心房。注意观察肺静脉内输送的血液的颜色。

4. 前腔静脉和后腔静脉　前腔静脉(precaval vein)和后腔静脉(postcaval vein)是收集身体各部静脉血回流入心脏的血管。前腔静脉有左右两支,负责收集身体前部的静脉血液,进入右心房;后腔静脉一支,负责收集身体后部的静脉血液进入右心房。观察时注意动脉和静脉外表的差异。

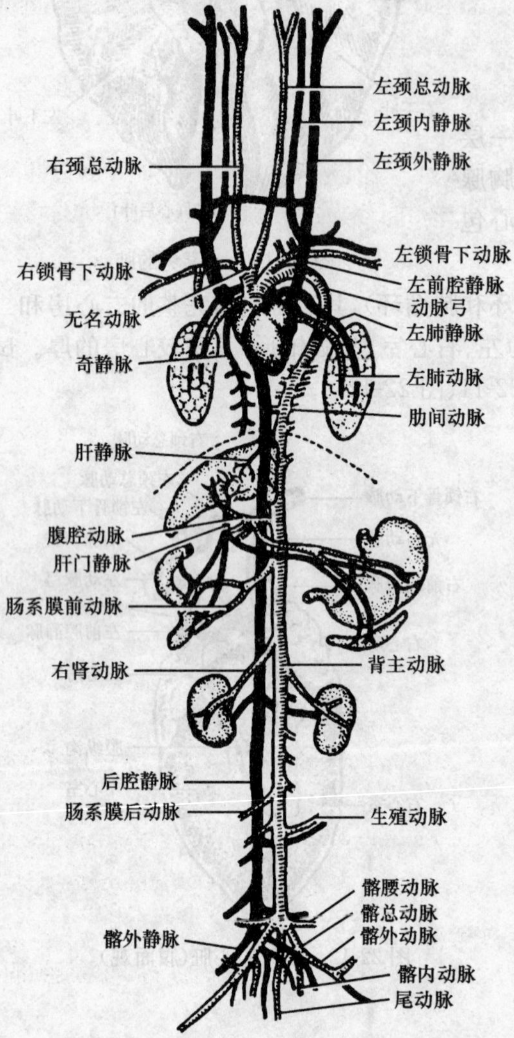

图 22-13　家兔的循环系统

二、动脉系统

动脉管壁较厚,呈白色。家兔的动脉系统主要由以下血管构成(图 22-13)。

(一) 主动脉弓

主动脉弓为一条输送动脉血到全身各组织器官的大血管,由左心室前端发出,前行不远后,弯向左背方后行。转弯处,从右至左依次分出 3 支血管。

1. 无名动脉　无名动脉(innominate artery)是主动脉弓发出的第一支血管,较粗短。由无名动脉分为右颈总动脉和右锁骨下动脉两支,分别供给家兔右侧头部、颈部及右前肢的动脉血液。

2. 左颈总动脉　左颈总动脉(common carotid artery)是主动脉弓在发出无名动脉之后发出的第二支血管(有的个体该血管与无名动脉的基部连在一起),供应家兔左侧头、颈部的动脉血液。左、右颈总动脉在近颌角处又各分为颈内动脉和颈外动脉两支,颈内动脉位于颈部内侧,进入颅腔,负责供应脑的动脉血液;颈外动脉负责供应头颈部外侧及颜面部的动脉血液。

3. 左锁骨下动脉　左锁骨下动脉(subclavian artery)是主动脉弓弯向左侧时发出的第三支血管。负责供应左前肢的动脉血液。

(二) 背主动脉

背主动脉(dorsal aorta)是主动脉弓分出左锁骨下动脉后主干转向心脏背面贴脊柱后行的血管。沿途分出若干大小不同的分支到各组织器官。其主要分支有:

1. 肋间动脉　肋间动脉(intercostal artery)是背主动脉在胸腔内的几个小分支,供应胸部的动脉血液。

2. 腹腔动脉　腹腔动脉(coeliac artery)是背主动脉穿过膈后发出的第一条大分支,

主要分布到肝、脾、胃、胰及十二指肠前段。将胃拨向右侧，肝拉向右前方即可找到该条动脉。

3. 前肠系膜动脉 前肠系膜动脉（anterior mesenteric artery）是背主动脉的第二条大分支，与腹腔动脉相距约 1cm。主要分布到小肠、胰、盲肠及直肠。

4. 肾动脉 肾动脉（renal artery）为一对，分别进入左右肾、肾上腺及腹腔的体壁。

5. 生殖腺动脉 生殖腺动脉（genital artery）有左右两支，分布到睾丸、输精管、附睾及阴茎或卵巢、输卵管、子宫及阴道。

6. 后肠系膜动脉 后肠系膜动脉（posterior mesenteric artery）位于肾动脉之后，是背主动脉在腹腔后部发出的一支较小的血管，分布到结肠和直肠。

7. 髂总动脉 髂总动脉（common iliac artery）一对，左右髂总动脉又各自分为两支，内侧的称髂内动脉，分布到膀胱等盆腔内器官；外侧的称为髂外动脉，主干沿后肢后行称股动脉。

8. 尾动脉 尾动脉（tail artery）为一对，它是背主动脉末端的延伸部分，分左右两支，供给尾部的动脉血液。

三、静脉系统

静脉血管呈暗红色，易于寻找，但血管壁薄，容易破裂，故观察时要特别小心。用镊子将心尖翻向前方，可见与右心房相连的一对前腔静脉和一条后腔静脉（图 22-13）。

（一）前腔静脉

前腔静脉为一对，位于心脏前侧方，从心脏背面进入右心房。沿右前腔静脉基部向前寻找汇入前腔静脉的血管。

1. 奇静脉 奇静脉（azygous vein）位于胸椎腹面右侧，由后向前纵行的一条血管，负责收集后 8 对肋间肌回流的血液，在右心房附近汇入右前腔静脉。

2. 锁骨下静脉 锁骨下静脉（subclavian vein）负责收集前肢、胸肌及部分肩部的血液，由前至后，斜行向心脏，在第 1 肋骨的表面汇入前腔静脉。

3. 颈外静脉 颈外静脉（external jugular vein）较粗，为前腔静脉向前延伸的部分，沿颈部外侧皮下运行，收集头外部的血液。在其基部有一条颈横静脉（有的家兔无此条静脉）连接左右颈外静脉。

4. 颈内静脉 颈内静脉（internal jugular vein）较细，沿气管侧面纵行，收集脑部及颈部回心的血液。后行至第 1 肋骨前方时，汇入颈外静脉。

（二）后腔静脉

后腔静脉是负责收集身体后部的静脉血液回心的大血管，自后向前沿脊柱腹面纵行，在心脏背面进入右心房。从该血管基部向后寻找汇入的各分支静脉。

1. 肝静脉 肝静脉（hepatic vein）由肝脏向前方发出，较短，在膈的后方汇入后腔静脉。

2. 肝门静脉 肝门静脉（hepatic portal vein）是由胃、肠、胰、脾等器官的微小血管汇集而成的一段血管，前行入肝后形成毛细血管网，再通过肝静脉汇入后腔静脉。

3. 肾静脉 肾静脉（renal vein）来自肾脏，由肾门发出，与肾动脉伴行，较短，汇入后腔静脉。

4. 生殖腺静脉　雄兔的生殖腺静脉(genital vein)来自睾丸,又称精索静脉;雌兔的生殖腺静脉来自卵巢,称卵巢静脉。与相应动脉伴行,前行入后腔静脉。

5. 髂外静脉　髂外静脉(external jugular vein)为股静脉向前延伸的部分,负责收集后肢的静脉血液。

6. 髂内静脉　髂内静脉(internal iliac vein)是由盆腔背壁和大腿背侧的许多小血管汇集而成,前行汇入髂总静脉。

7. 髂总静脉　髂总静脉(common iliac vein)是由髂内和髂外静脉汇合而成,前行汇入后腔静脉。

8. 尾静脉　尾静脉(tail vein)由左右两小支汇合而成,负责收集尾部的静脉血汇入后腔静脉。

四、心脏的内部解剖

循环系统观察完后,剪下心脏观察其内部结构。在剪下心脏时,注意保留与其相连的动脉和静脉血管的基部,以便观察其相互间的关系(图 22-14)。

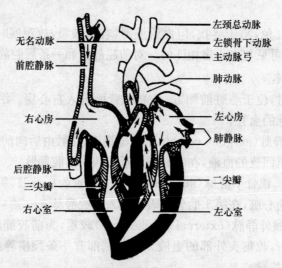

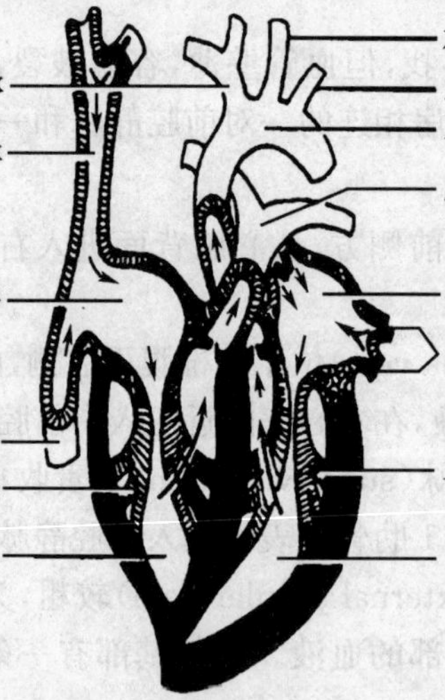

图 22-14　哺乳动物心脏的结构

剪下心脏后,先辨认背腹面和左右侧,然后将其纵剖为背腹两半,洗去淤血后仔细观察心脏的内部结构。家兔心脏的左右两半互不相通,但同侧的房室之间有房室孔相通。房室孔周围有透明的瓣膜,以附在心室内壁指状乳头肌上的腱索控制其开闭。左侧的瓣膜为二尖瓣(bicuspid valve),右侧的瓣膜为三尖瓣(tricuspid valve),瓣膜的作用主要是控制血液倒流。在肺动脉和主动脉弓基部,均有袋状的半月瓣(semilunar valve)。

根据心脏的结构特点(如壁的厚薄、瓣膜数目等),分辨左、右心房和心室,并注意与之相连的血管。

神经系统的观察

家兔的神经系统包括中枢神经和外周神经两大部分。中枢神经包括脑和脊髓;外周神经包括脑神经、脊神经及自主(植物性)神经。

一、脑的解剖

取浸制的兔头标本,除去下颌、舌、皮肤及肌肉等,从枕骨大孔处开始,仔细去掉脑颅顶部骨片,保留脑表面的脑膜。大脑和小脑之间有一垂直的分隔骨片,用骨剪向上拔出。分离脑神经时,要使神经根较好地保留在脑上。颅顶骨块除去后,用镊子从脊髓和延脑部分逐步向前轻提,将脑分离出来。在分离脑时,勿损伤脑前端的嗅叶和脑腹面的脑下垂体。

二、脑的背面观

家兔的脑分为端脑、间脑、中脑、后脑及延脑等五个部分(图 22-15)。

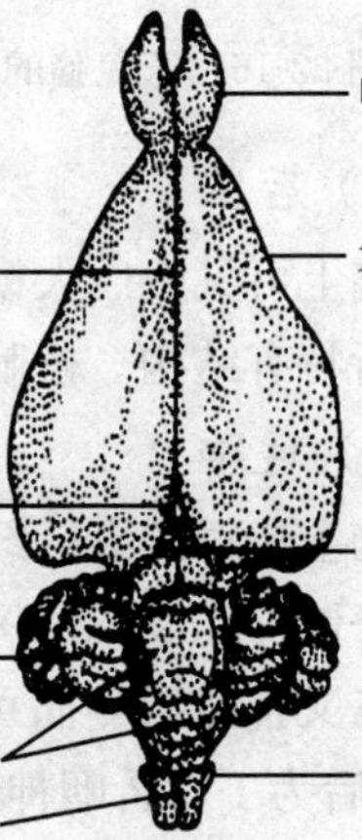

图 22-15 家兔脑的背面观

(一) 端脑

端脑(telencephalon)位于脑的前部,最前端为一对小的嗅球,其后为大脑。大脑发达,左右大脑半球占据了背面的大部分,表面沟回较少。左右大脑半球以中央沟(大脑纵裂)为界。轻轻地分开此沟,在底部可见白色带形的胼胝体(corpus callosum),由连络左右大脑半球的横行纤维构成,为哺乳动物脑所特有的结构。

(二) 间脑

间脑(diencephalon)位于端脑之后,在大脑中央沟后端可见间脑,其上有一个小的松果体(pineal body)。将大脑和小脑稍稍分开,可见间脑背壁的前脉络丛(anterior chorioid flexus)。

(三) 中脑

将大脑后缘轻轻推向前方,可见 4 个丘状突起,即中脑(mesencephalon)四叠体(corpora quadrigemina)。前两个称上丘,为视觉反射中枢;后两个称下丘,是听觉反射中枢。

(四) 后脑

后脑(metencephalon)由中间的蚓部(vermis cerebelli)、两侧的小脑半球(hemisphere cerebelli)及最外侧的小脑鬈(flocculus cerebelli)构成。

(五) 延脑

延脑(medulla oblongata)前部为小脑所盖,后端与脊髓相连。将小脑后端稍抬起,可见延脑背壁上的后脉络丛(posterior chorioid flexus),其下为第四脑室。

三、脑的腹面观

仔细观察家兔脑腹面各部分的结构(图 22-16)。

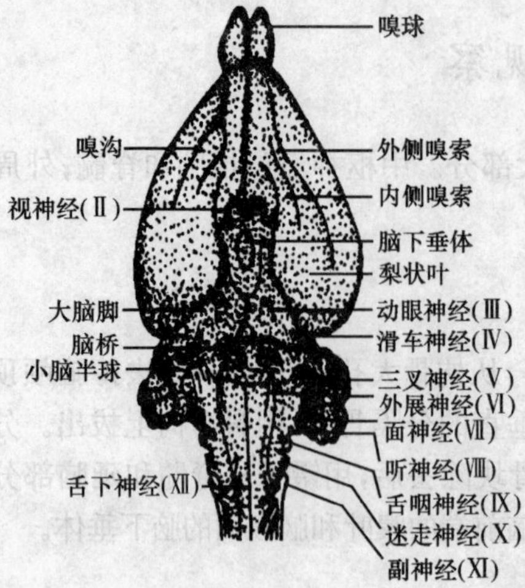

图 22-16 家兔脑的腹面观

（一）端脑

端脑的最前端为1对嗅球，每一嗅球由嗅束和梨形叶相连。

（二）间脑

在间脑上可见1对白色的交叉，即视神经(Ⅱ)交叉。后紧接一圆球状的脑下垂体(hypophysis)，以漏斗体(infundibulum)与间脑相连。

（三）中脑

在中脑可见厚而色白的神经束，称为大脑脚(pedunculus cerebri)，由大量来往于端脑和后脑之间的神经纤维组成。在大脑脚的中线上，可见由中脑发出的动眼神经(Ⅲ)，前伸至眼球；滑车神经(Ⅳ)细小，从中脑侧壁伸向腹面。

（四）后脑

后脑上可见由巨大横行纤维束构成的联系左右小脑半球的桥脑(pons)，桥脑为哺乳动物脑所特有结构。桥脑后缘两侧发出1对三叉神经(Ⅴ)。

（五）延脑

延脑上成对的纵行纤维束隆起，称锥体(pyramis)。大脑半球的纤维束经此通行到对侧的脊髓(spinal cord)。延脑在腹中线处发出1对外展神经(Ⅵ)，外展神经沿中线前伸。在三叉神经后侧面可见有3根神经发出：前1对为面神经(Ⅶ)，后2对为听神经(Ⅷ)，之后为1对舌咽神经(Ⅸ)。再向后依次为迷走神经(Ⅹ)和副神经(Ⅺ)。延脑后端中线两侧各有1对舌下神经(Ⅻ)。

骨骼系统的观察

家兔的骨骼系统包括头骨、主轴骨骼和肢骼三部分(图 22-17)。

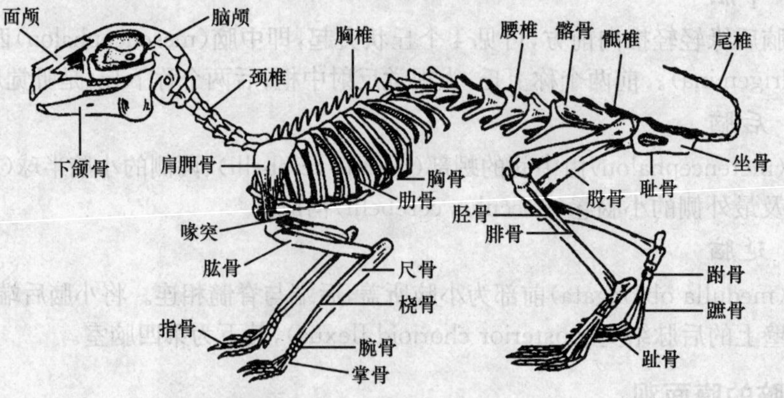

图 22-17 家兔的骨骼系统

一、头骨

家兔的头骨(skull)包括保护脑的脑颅和支持上下颌的面颅两部分。头骨颅腔大,骨块愈合程度很高,数目减少。次生腭完整,内鼻孔后移,使消化道和呼吸道交叉点由口腔移至咽腔。有颧弓,下颌仅由一对齿骨构成,直接与颅骨相关节。

(一) 头骨的背面观

头骨构成颅腔后壁和腹壁,头骨的最后部分为枕骨,后部中央有一枕骨大孔(foramen magnum),沟通颅腔和椎管(图 22-18)。枕骨分为 4 块:上枕骨 1 块,位于枕骨大孔背缘;基枕骨 1 块,位于腹缘;左右两侧为 2 块外枕骨。上枕骨背缘前方为 1 块间顶骨,间顶骨之前为 1 对长方形的顶骨。顶骨之前为 1 对长方形的额骨。额骨之前为 1 对长形的鼻骨。顶骨两侧、眼窝后方是 1 对鳞骨,其前部突起构成眼窝后壁的一部分,与颧骨后端相接,呈弧形的为鳞骨的颧突。

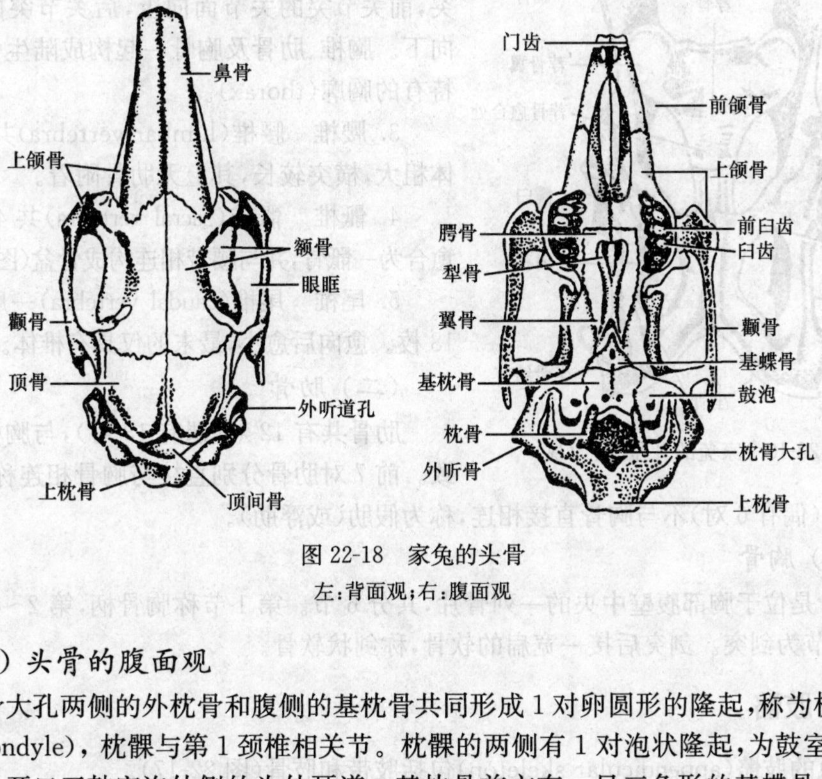

图 22-18 家兔的头骨

左:背面观;右:腹面观

(二) 头骨的腹面观

枕骨大孔两侧的外枕骨和腹侧的基枕骨共同形成 1 对卵圆形的隆起,称为枕髁(occipital condyle),枕髁与第 1 颈椎相关节。枕髁的两侧有 1 对泡状隆起,为鼓室泡,即中耳所在。开口于鼓室泡外侧的为外耳道。基枕骨前方有一呈三角形的基蝶骨。基蝶骨两侧有 1 对翼蝶骨,构成眼窝的后壁,向前腹方形成 1 对突起,称翼突。基蝶骨之前为细长的前蝶骨。腭骨 1 对,位于前蝶骨的两侧,其前端与上颌骨相接,后端与冀突相接。头骨腹面最前端为前颌骨,其前端长有 2 对门齿(incisor tooth)。前颌骨之后为 1 对上颌骨,其后部每侧长有臼齿(molar)6 枚,即前臼齿(premolar)和臼齿各 3 枚,均嵌入齿槽中,无犬齿。

家兔的齿式:$\frac{2\cdot 0\cdot 3\cdot 3}{1\cdot 0\cdot 2\cdot 3}=28$

二、主轴骨骼

家兔的主轴骨骼(axial skeleton)包括脊柱(vertebral column)、肋骨(rib)及胸骨(sternum)(图 22-17)。

(一) 脊柱

由一系列脊椎骨构成,脊椎骨的椎体为双平型,前后两椎体之间夹以软骨的椎间盘。脊柱分为颈椎、胸椎、腰椎、骶椎及尾椎五部分。

1. 颈椎　颈椎(cervical vertebra)共 7 枚,第 1 枚称寰椎(atlas),为环状,无椎体,与头骨的枕髁构成关节。第 2 枚称枢椎(axis),其前端有一锥状突称齿突(odontoid process),伸入寰椎构成头骨回转的轴。寰椎和枢椎的功能主要是增强头部的活动能力。

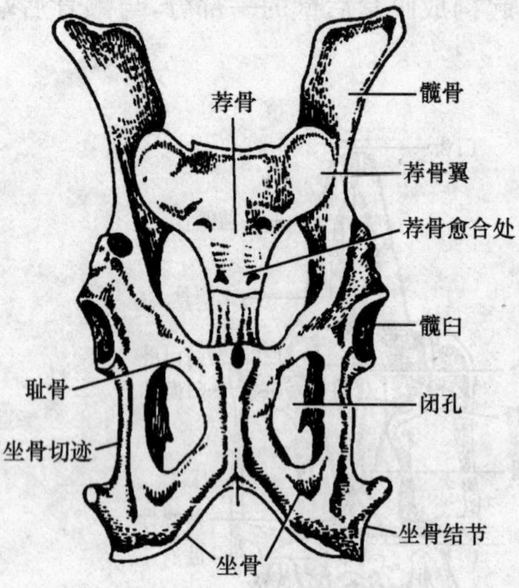

图 22-19　家兔的骨盆(腹面观)

2. 胸椎　胸椎(thoracic vertebra)共 12 枚,其上有肋骨附着。神经棘较长,椎骨前后具关节突,前关节突的关节面向上,后关节突的关节面向下。胸椎、肋骨及胸骨一起构成陆生脊椎动物特有的胸廓(thorax)。

3. 腰椎　腰椎(lumbar vertebra)共 7 枚,椎体粗大,横突较长,其上无肋骨附着。

4. 骶椎　骶椎(sacral vertebra)共 4 枚,相互愈合为一骶骨,并与腰带相连构成骨盆(图 22-19)。

5. 尾椎　尾椎(caudal vertebra)一般有 15～18 枚。愈向后愈小,最末的仅具有椎体。

(二) 肋骨

肋骨共有 12 对(偶有 13 对),与胸椎数目一致。前 7 对肋骨分别直接与胸骨相连称真肋,后 5 对肋骨(偶有 6 对)不与胸骨直接相连,称为假肋(或浮肋)。

(三) 胸骨

胸骨是位于胸部腹壁中央的一列骨片,共分 6 节。第 1 节称胸骨柄,第 2～5 节称胸骨体,末节为剑突。剑突后接一宽扁的软骨,称剑状软骨。

三、肢骼

家兔的肢骼(appendicular skeleton)包括肢带和肢骨(图 22-17)。

(一) 肢带

肢带包括肩带和腰带。

1. 肩带　肩带(pectoral girdle)由肩胛骨、乌喙骨及锁骨等 3 对骨块组成。但家兔的乌喙骨退化为肩胛骨上的一突起,称喙突。锁骨退化为一细骨条,埋在肌肉中。

2. 腰带　腰带(pelvic girdle)由坐骨、髂骨及耻骨等 3 对骨块组成。但家兔的这 3 对骨块已愈合成 1 对髋骨(coxa),左右髋骨在背侧与骶骨牢固相连成不动关节,在腹正中线相连成骨盆合缝。左右髋骨、背侧骶骨及前几枚尾椎一起构成哺乳动物特有的骨盆(pel-

vis)。耻骨两侧各有一大孔,称闭孔,供血管和神经通过。每一髋骨的外侧均有一圆形凹陷的髋臼，髋臼与股骨相关节。

(二) 肢骨

肢骨包括前肢骨和后肢骨。

1. 前肢骨　前肢骨包括肱骨、桡骨、尺骨、腕骨(5 块)、掌骨(9 块)及指骨等几部分。每指 5 节,末端有爪。

2. 后肢骨　后肢骨包括股骨、胫骨、腓骨、跗骨(7 块)、蹠骨(4 块)及趾骨。因大趾退化,故趾骨只有 4 列。每趾 3 节,末端有爪。股骨与胫骨间有髌骨。

作业与思考

1. 用简图表示家兔体循环和肺循环的血流途径。
2. 家兔的完整两心房、两心室及完全的双循环有何意义?
3. 家兔的消化道有何特点?

(梁素华)

彩图

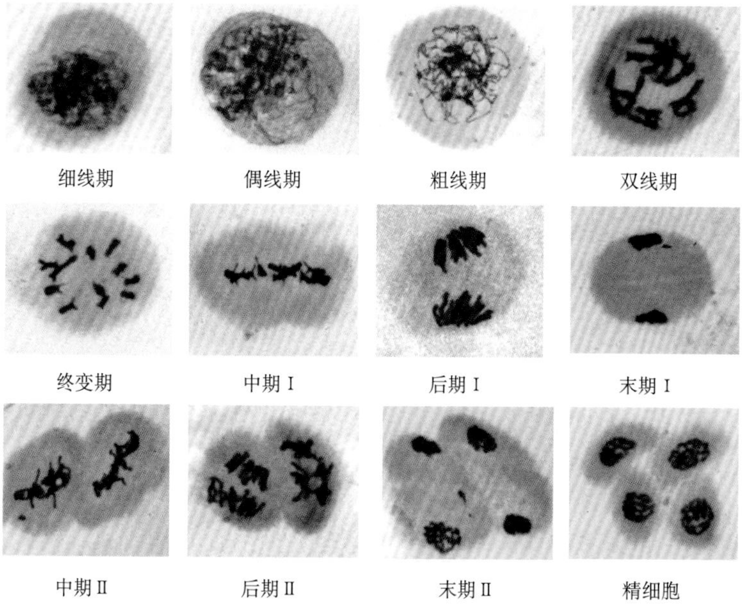

图1　蝗虫精母细胞减数分裂过程

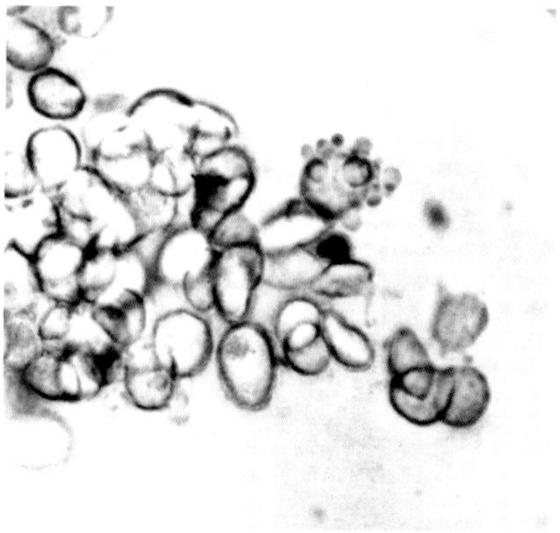

图2　人肝癌细胞（示细胞凋亡）

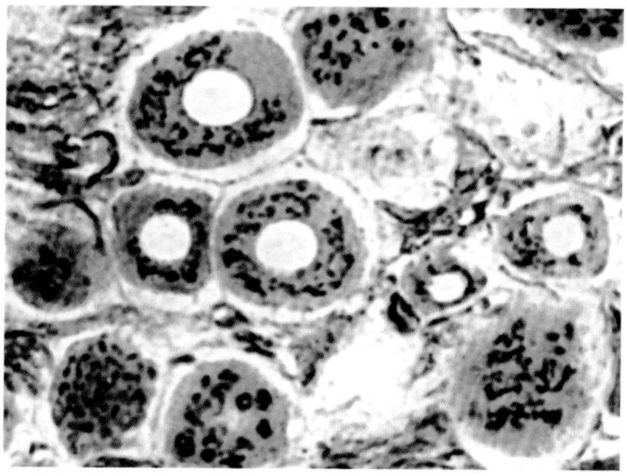

图3　家兔脊神经节细胞
（示高尔基复合体）

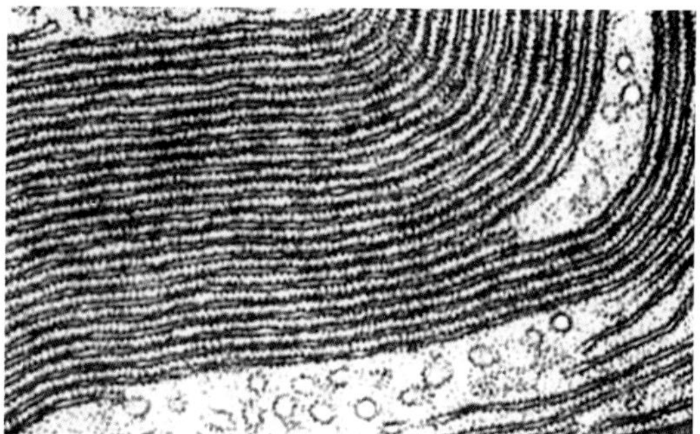

图4　动物细胞（示内质网）

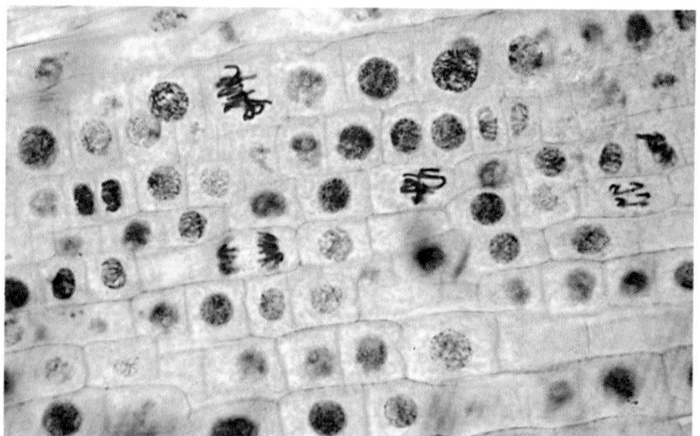

图5　洋葱根尖细胞有丝分裂各期

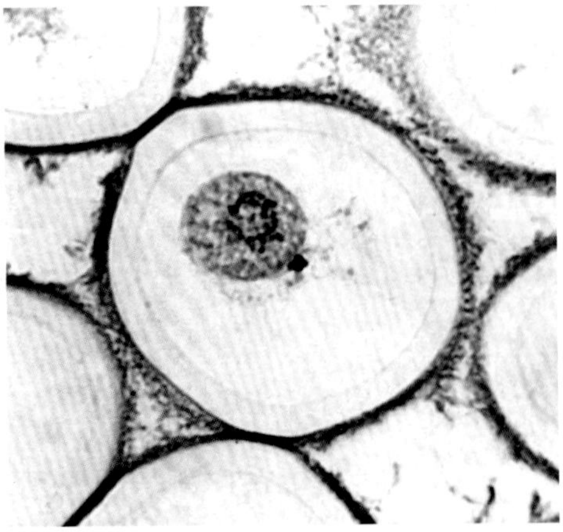

图 6　马蛔虫受精卵有丝分裂前期

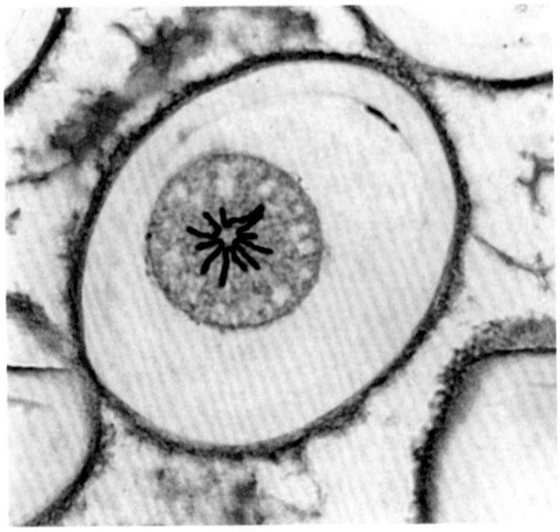

图 7　马蛔虫受精卵有丝分裂中期
（极面观）

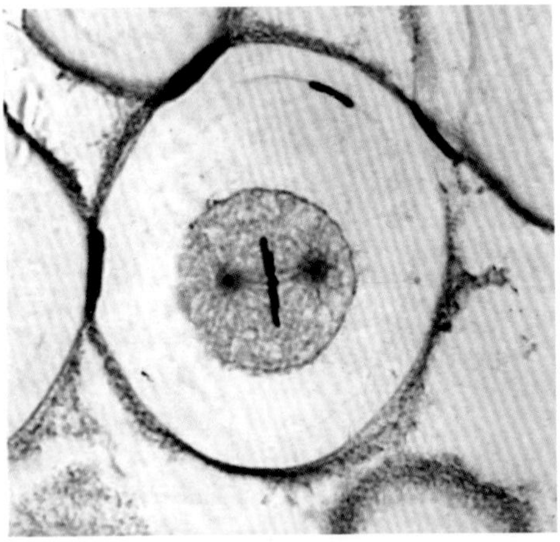

图 8　马蛔虫受精卵有丝分裂中期
（侧面观）

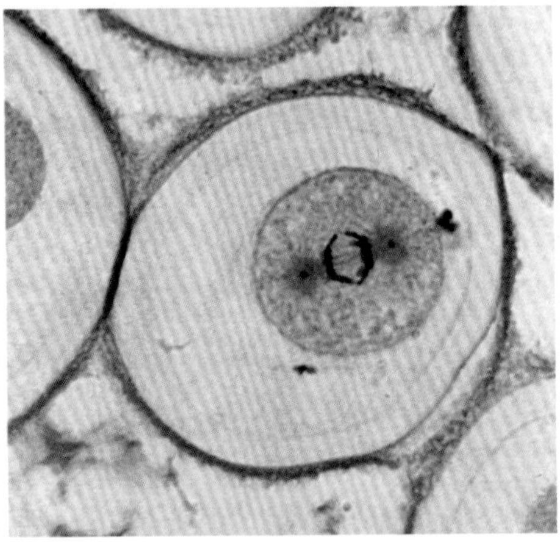

图 9　马蛔虫受精卵有丝分裂后期

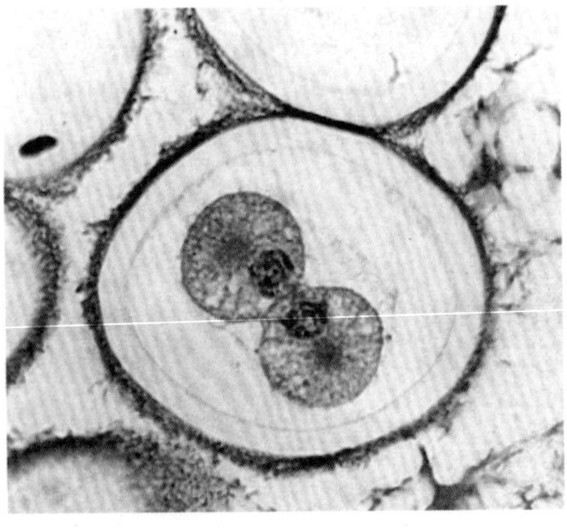

图 10　马蛔虫受精卵有丝分裂末期

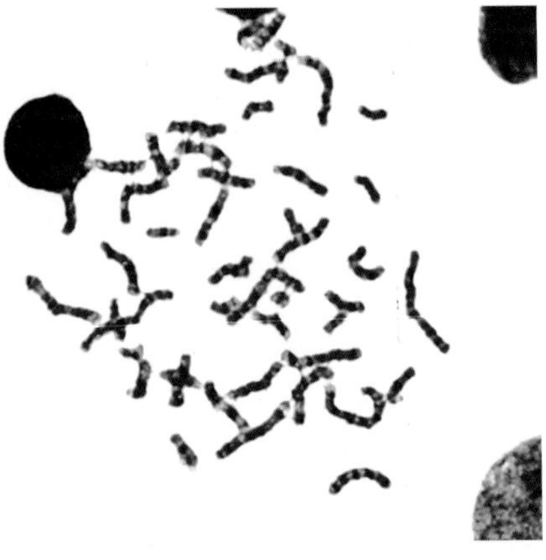

图 11　人外周血淋巴细胞中期显带染色体